AF608437

Meinen Kindern
Lilia, Nils, Jakob, Svanja und Ruben,
meinen bis jetzt geborenen wunderbaren Enkeln
Liou, Luis Tom und Sam
und meinen noch nicht geborenen Enkeln,
die noch kommen werden.
Der Zukunft

*

Und ich widme es euch herzensverbundenen Frauen:
meiner Großtante Rosa Hummel, die, ohne einer Kirche
anzugehören, ein tief spirituelles, christliches Leben führte,
voller Liebe zu allen Menschen, Tieren und Pflanzen,
meinen Großmüttern Marie Hummel und Marie Götz,
deren Seelen im unsichtbaren Teil der Welt mit mir immer noch
in Liebe verbunden sind,
euch starken, intuitiven Frauen unserer Familie,
aus deren Strom ich komme.
Der Vergangenheit

Christa Kleemann

Brücke *zwischen* den Welten

Ein Erfahrungsbericht über Hellsichtigkeit, Visionen und die Entdeckung eigener Heilkräfte

Impressum:

© 2013 tao.de in J.Kamphausen Mediengruppe GmbH, Bielefeld

Autorin: Christa Kleemann

Umschlaggestaltung: Lilia Kleemann

Fotos: Christa Kleemann

Lektorin: Dr. Claudia Seele-Nyima

Verlag: tao.de in J.Kamphausen Mediengruppe GmbH

ISBN: 978-3-95529-311-6

Printed in Germany

Das Werk, einschließlich seiner Teile, ist urheberrechtlich geschützt. Jede Verwertung ist ohne Zustimmung des Verlages und des Autors unzulässig. Dies gilt insbesondere für die elektronische oder sonstige Vervielfältigung, Übersetzung, Verbreitung und öffentliche Zugänglichmachung.
Bibliografische Information der Deutschen Nationalbibliothek:
Die Deutsche Nationalbibliothek verzeichnet diese Publikation in der Deutschen Nationalbibliografie; detaillierte bibliografische Daten sind im Internet über http://dnb.d-nb.de abrufbar.

Inhalt

VORWORT 8

DANK 10

EINFÜHRUNG 13

1 WELCHE WELT IST DIE WIRKLICHKEIT? 18

Anders als die anderen 18

Erste Auseinandersetzung mit Spiritualität und dem Reinkarnationsgedanken 22

Zwischen Schlafen und Wachen 23

2 WEGE NACH DEM LEBEN – BEGEGNUNGEN MIT VERSTORBENEN SEELEN 26

Was geschieht hinter der Todesschwelle? 28

Tot ist gleich tot? 36

Gefangen in der Zwischenwelt 38

Der Himmel geht auf 43

Zwischen den Welten auf Öland 53

Metamorphose 56

3 WEGE VOR DEM LEBEN **61**

Inkarnationen 62

Schwangerschaftsabbruch 67

4 WAHRTRÄUME **71**

Die Entdeckung verschiedener Traumebenen 73

Geträumte Zukunft 74

Nils 76

Tschernobyl 1986 79

Goldene Masken 82

Abschied 85

Kinder sehen mehr 87

Meine Patentante 90

5 KARMA-BEGEGNUNGEN **93**

Jürgen 94

Ove 97

Ein Traum aus dem alten Orient 98

Spiel mit dem Feuer 101

Bindungen aus alten Inkarnationen 107

Reise in die letzte Inkarnation 109

Bilder des Traumes 109

Reisetagebuch 115

Die Reise nach innen 116

6 **VERBORGENE GABEN - DIE ENTDECKUNG DER HEILKRÄFTE** **129**

Wendepunkt 130

Romano 134

Erik 135

Gisela 138

Maria 142

Hans-Jürgen 144

Karen 146

Astrid 148

ANHANG **149**

Übungen zur Ausbildung geistiger Wahrnehmungsorgane 149

Aufstellungen zur Heilung 152

Rahmenbedingungen für Heilsitzungen und Heilkreise 154

ÜBER DIE AUTORIN **159**

Vorwort

Meine intuitive Begabung, Dinge jenseits der sichtbaren Welt wahrzunehmen, zeigte sich schon sehr früh. Auch heute noch bringt sie mich immer wieder mit verschiedenen Ebenen des Seins in Berührung: mit der Welt des Hellfühlens, der Welt des Hellsehens und der Welt der Träume. Und in den letzten Jahren vor allem mit den Möglichkeiten des Heilens.

Meine Träume sind Wahrträume, die in Erfüllung gehen, oder solche, die mich in frühere Inkarnationen führen und mir alte Verstrickungen bewusst machen, damit ich sie in diesem Leben löse – der Tod war für mich nie ein Ende oder eine Grenze, sondern die Schwelle zu einem anderen Bewusstsein.

Ich begleite Seelen, spreche mit ihnen in Gedanken und weiß um ihre Nöte, wenn sie sich nach dem Tod von ihren Lieben allein gelassen fühlen, weil diese die feinen Gedankenströme nicht wahrnehmen, die in Herzensgedankenform über die Brücke zwischen den Welten gehen.

Heilenergie, die mich durchströmt, nutze ich, um anderen zu helfen: Die Energie fließt direkt durch meine Hände oder durchrieselt mich wie ein leichter elektrischer Strom. So habe ich die letzten Jahre gelernt, intuitiv zu heilen – in großer Achtung und Dankbarkeit!

Der tägliche und nicht immer leichte Umgang mit diesen Fähigkeiten hat mir in den letzten Jahren immer wieder gezeigt, wie wichtig es ist, solche Energien und Kommunikationswege bewusst zu nutzen – nicht nur zum eigenen Vorteil, sondern auch oder ganz besonders für andere. Das gilt nicht nur für mich, sondern für uns alle: Wir müssen wieder Brücken bauen zu den Welten der Seelen, ob sichtbar oder nicht, Brücken in die geistige Welt, von der wir eigentlich leben, Brücken zur Licht- oder Christusenergie (oder auch zu anderen Energien, beispielsweise zur Buddha-Energie, je nachdem, in welcher Kultur Sie leben und welche Gedankenwelt Ihnen am vertrautesten ist).

Und um Ihnen einen Blick auf die andere Seite der Brücke zu ermöglichen, habe ich meine Erfahrungen in diesem Buch aufgezeichnet, das Sie, liebe Leserin, lieber Leser, nun in den Händen halten. Vielleicht weist es Ihnen ja den Weg zu mehr Offenheit und einem bewussteren Umgang mit Ihrer Intuition? Denn intuitive Eingebungen haben wir alle, wir müssen nur wieder lernen, sie wahrzunehmen.

Ich wünsche Ihnen, dass auch Sie bald Ihre eigene Brücke zwischen den Welten bauen können!

Christa Kleemann

Freiburg, den 12. August 2013

Dank

Mein herzlicher Dank gilt Udo Wohlschieß, Heilpraktiker und Heiler, der mir Mut gemacht hat, die seit Jahren auf meinem PC schlummernden Erfahrungen weiter zu schreiben und in Buchform zu bringen.

Danken möchte ich weiterhin meinen Eltern, die mich mit ihrer Liebe begleitet haben, auch dann, wenn sie meine Weltsicht nicht teilten oder nicht verstanden.

Danke an euch, meine Engel und geistigen Begleiter/innen, die ihr mir immer wieder weiterhelft, wenn ich euch darum bitte und alleine nicht mehr weiterkomme.

Nicht zuletzt danke an meine Kinder, durch die ich die Mysterien der Konzeption, der Schwangerschaft, der Geburt und des Mutterseins erleben durfte und die mich auf Herz und Nieren auf meine Welttauglichkeit und Liebe geprüft haben.

Und einen Herzensdank an die Blumen unserer Erde, deren Licht direkt in mein Herz strahlt, die mir unzählige Stunden purer Freude schenken.

Namen wurden zum Schutz der Personen geändert, mit vier Ausnahmen: Erik Probst, Gisela Schneider, Hans-Jürgen Lenz und Astrid Dees, vier meiner Klienten, haben ihr Einverständnis gegeben, dass ich ihre Namen nennen darf, um ihre Heilberichte überprüfbar zu machen. Vielen Dank dafür!

Wir wurden geboren, um das Licht des Geistes,
das in uns ist, zu leben.
Es ist nicht nur in einigen von uns,
es ist in jedem Menschen.
Und wenn wir unser Licht leuchten lassen,
regen wir andere an, dasselbe zu tun
und auch glücklich zu werden.
Wenn wir unsere Angst befreien,
befreit unsere Gegenwart andere.

Einführung

Es begann mit einem Reisebericht. Ich reiste nach Danzig, einer geträumten Inkarnation nach, einfach, um herauszufinden, ob die geträumten Bilder stimmten (s. Kap. 5, „Reise in die letzte Inkarnation"). Jeden Tag führte ich Tagebuch über die Ereignisse. Dieser Reisebericht lag ziemlich lange im Speicher meines Computers verborgen, so wie auch meine Heilkräfte lange Zeit verborgen vor der Welt in meinem Inneren lagen.

Doch dann hatte ich 2010 einen Autounfall, der mich wachrüttelte und mir bewusst machte, dass heilige Gaben nicht verborgen werden dürfen, auch wenn sie nicht in das gängige Weltbild passen. Denn gerade in der großen Zeitenwende, in der wir leben, sind wir aufgerufen, unser Bewusstsein zu entwickeln, damit unsere Erfindungen zum Wohle und nicht zur Zerstörung der Menschen und der Erde eingesetzt werden und damit nicht die Technik-Intelligenz uns beherrscht, sondern unsere intuitive Herzensintelligenz die Technik. Unsere Zeit braucht Menschen, die ihre Kräfte angstfrei nutzen und sie in Liebe für andere einsetzen und weitergeben.

So holte ich meine Notizen wieder hervor und nahm meinen spirituellen Weg wieder auf, den ich seit mehr als einem Jahrzehnt verlassen hatte.

Auch mit spirituellen Themen zusammenhängende theoretische Fragen beschäftigten mich nun wieder zunehmend.

Grenzbereiche, die außerhalb unserer Wahrnehmung liegen, sind in den letzten Jahren zunehmend erforscht worden. Neurowissenschaftler und Physiker - hier sei der Ulmer Neurowissenschaftler Manfred Spitzer genannt –, haben dabei neue, grenzüberschreitende Details entdeckt, die unser bisheriges Weltbild infrage stellen. Normalerweise basiert unsere Sicht der Welt auf selektiven Informationen: Wir sehen nur das, was wir sehen wollen. Wir nehmen Informationen auf, die in unser Weltbild passen, andere sortiert unser Gehirn automatisch aus. Auf diese Weise blenden wir unter anderem die Tatsache aus, dass wir täglich mit Energien, Wellen und auch künstlich erzeugten magnetischen Feldern zu tun haben, die wir weder sehen, riechen, hören noch schmecken können. Wir gehen zum Beispiel mit Mobilfunk- und Wireless-Verbindungen um, die in direkter Resonanz zu unseren Zellkernen stehen, ohne dass wir uns dessen bewusst sind oder uns darüber Gedanken machen - und das, obwohl wir allen Grund hätten, uns damit auseinanderzusetzen! Denn die Zukunft wird noch weit mehr von unsichtbaren, künstlich hergestellten Energien durchzogen werden, die wir wahrnehmen sollten und die uns aufrufen, zu einem Umgang mit diesen Welten und Energien zu finden. Schon jetzt bewegen wir uns mit unserem Smartphone in Netzwerken und digitalen „Avatar"-Welten, parallel und gleichzeitig, immer erreichbar. Wir werden dabei ständig von einer Welt in die andere gezogen, von der sichtbaren zu unsichtbaren, künstlich hergestellten Welten, die nicht von uns kontrolliert werden und mit denen unsere „geistige" Tätigkeit lückenlos überwacht und teilweise sogar gelenkt werden kann - denken wir nur an Dinge wie das Abhören und Sammeln von Telefonaten und Internetdaten, wie Edward Snowden, ein ehemaliger Mitarbeiter des amerikanischen Geheimdienstes NSA, 2013 offenlegte, oder an den Einfluss, den die virtuelle Welt des Internets auf uns ausübt.

So wie es künstlich hergestellte unsichtbare Felder gibt, die wir fraglos akzeptieren, gibt es auch natürliche unsichtbare Felder, Ebenen oder Welten. (Die Wortdefinition ist hier nicht wichtig.)

Unsere Gedanken stellen sehr wesentliche, unsichtbare Teile unserer Persönlichkeit dar, ja, man kann sogar sagen, den wesentlichen Teil unseres Menschseins, unserer Ethik, unseres Weltbildes. Auch Gefühle sind unsichtbar - haben Sie darüber schon einmal nachgedacht? Dementsprechend ist das, was den größten Teil unserer Persönlichkeit ausmacht, unsichtbar, wenn wir einmal von äußeren Gegebenheiten, wie Beruf, Position, Kleidung und Aussehen, absehen. Und die ebenfalls nicht sichtbaren Welten, in denen unsere Seele nach dem Tod lebt, die Schlaf- oder Traumebenen, in denen wir weilen, solange unser Körper teilnahmslos im Bett liegt - beachten wir sie? Nehmen wir sie bewusst wahr?

Kraft unserer Gedanken, die zum größten Teil unser Bewusstsein bilden, können wir eine Brücke zu Energien und Seelenräumen bauen, in denen wir im Schlaf und in unseren Träumen zu Hause sind, zu Räumen, in denen Seelen leben, die die Todesschwelle überschritten haben, und zu Energieräumen, die Orte von Intuitionen und Visionen sind.

Dementsprechend habe ich mich mit den Welten jenseits der Brücke unter verschiedenen Aspekten auseinandergesetzt:

In Kapitel 2, „Wege nach dem Leben", geht es um den Zustand verschiedener Seelen nach dem Überschreiten der Todesschwelle und die Bedeutung des Gefühlszustandes unmittelbar vor dem Tod. Die tragische Situation der Seelen von Selbstmördern wird an einem Beispiel beschrieben.

Wie die Inkarnation der Seele von ihrer zukünftigen Mutter wahrgenommen werden kann, wie die Persönlichkeit oder die Vorlieben des Kindes während der Schwangerschaft sichtbar werden oder wie eine Abtreibung aus Sicht des ungeborenen Kindes erlebt wird, wird in Kapitel 3, „Wege vor dem Leben", beschrieben. In Kapitel 4, „Wahrträume", geht es um Zukunftsvisionen in Träumen und den Umgang mit ihnen, der für die Sehenden nicht einfach ist. Kapitel 5, „Karma-Begegnungen", ist dem Thema unserer schon gelebten, vergangenen Leben und deren ungelösten, problematischen Beziehungen gewidmet. Diesen Beziehungen müssen wir in der Gegenwart nochmals begegnen, um mit unserem Bewusstsein eine Lösung herbeiführen zu können und eigene, alte Gefühle zu verstehen und zu erlösen.

Zu guter Letzt befasse ich mich in Kapitel 6, „Verborgene Gaben", mit Heilkräften, die auch viele von Ihnen, liebe Leserinnen und Leser, in sich tragen, ohne es zu wissen; Heilkräfte, die ich schon seit meiner Geburt in mir trug und wieder aktiviert habe. Ich wurde in Situationen geführt, in denen ich lernte, meiner Intuition zu vertrauen und zu heilen.

In einem ersten Schritt soll es aber nun, in Kapitel 1, „Welche Welt ist die Wirklichkeit", um die Sichtweisen und Schwierigkeiten gehen, die ein Kind mit intuitiver Begabung hat, wenn es in die materielle, sichtbare Welt hineingeboren wird, wenn die Wahrnehmungen und das Leben nicht zusammenpassen wollen.

1 Welche Welt ist die Wirklichkeit?

Wenn man, so wie ich, häufig mit Welten jenseits der Brücke in Berührung kommt, um sich anschließend wieder im Alltagsleben zurechtfinden zu müssen, ist das unter Umständen mit Schwierigkeiten verbunden. Die eine Welt von der anderen unterscheiden zu lernen und Spannungen mit anderen Menschen zu bewältigen, die sich aus meinen Kontakten zu beiden Welten ergaben - das war ein langer Prozess, der bereits in meiner Kindheit begann. Zum Teil beängstigend, aber immer bereichernd, führten die Begegnungen mit der geistigen Welt jedoch schließlich dazu, dass ich als Erwachsene auch auf intellektueller Ebene erkannte, was ich schon als Kind intuitiv wusste: *Beide* Welten sind wirklich.

Anders als die anderen

Schon als kleines Mädchen hörte ich immer das Gras wachsen, behaupteten meine Eltern und mein Bruder. Mit solchen Aussprüchen konnten sie mich gehörig in Rage bringen, so wie man damit eben ein kleines Mädchen ärgern kann, das sich dann überhaupt nicht verstanden fühlt. In dem, was ich erzählte und wahrnahm, wurde ich häufig nicht ernst genommen. Ich verstand damals noch nicht, dass ich anders war und dass alle um mich herum nicht so fühlten wie ich - nicht so viel, nicht so intensiv.

Zum Beispiel konnte ich die Nähe des Hufeisenmagneten, den meine Mutter öfter benutzte, nicht ertragen. Ich litt unter der Magnetstrahlung, sie verursachte mir ziehende Schmerzen im Hinterkopf, wenn der Magnet nur in meine Nähe kam. Da meine Mutter aber als Schneiderin arbeitete und mit dem Magneten ihre Stecknadeln aufsammelte, konnte ich den Kontakt mit ihm nicht vermeiden und fürchtete seine Nähe regelrecht. Er zog mir Energie ab. „Sie ist überempfindlich", hieß es.

Häufig fühlte ich mich fremd in der Alltagswelt und lebte in meinen Träumen, zusammen mit Seelen, die mir bekannter erschienen als so mancher „reale" Mensch. So wusste ich oft nicht, wenn ich am Morgen aufwachte, ob ich tatsächlich wach wurde oder in meiner anderen Wirklichkeit einschlief. Mich wieder „auf der Erde" im sogenannten normalen Leben zurechtzufinden war nicht immer leicht. Ich fiel gewissermaßen wieder hinein in eine Alltagswirklichkeit, die sich sehr von den nächtlichen Reisen in geistige Welten unterschied, denn dort gelten die Regeln des „irdischen" Alltags nicht.

Bei meinen Aufenthalten in diesen Welten war ich frei von Regeln des guten Benehmens oder von Vorschriften wie der, dass ich meinen Eltern und anderen Autoritätspersonen zu gehorchen hatte. So ist es nicht verwunderlich, dass mir in der Welt, die mir als die „echte" präsentiert wurde, alles zu streng und zu eng erschien. Ich hatte ja schon genügend Erfahrungen in all meinen Inkarnationen gesammelt, daher vertrug ich diese Enge nicht sehr gut. Mein Körper reagierte häufig mit Krankheit darauf.

So lernte ich sehr früh, in zwei Welten zu leben: in der Welt meiner eigenen Wahrnehmungen und in der, die mir immer wieder als die Wirklichkeit präsentiert wurde. Zusammengestimmt hat das nicht. Den Status der Überempfindlichen wurde ich nie mehr los. Für mich war das ärgerlich. Es war negativ, überempfindlich zu sein. Die Art, wie darüber gesprochen wurde, klang abfällig. So habe ich es als Makel empfunden – obwohl es im Grunde eine Gabe war, denn ich „wusste" bestimmte Dinge intuitiv. Zum Beispiel schlug ein Lehrer in der ersten Klasse regelmäßig mit seiner Rute über die Köpfe aller Schüler hinweg und traf dabei hin und wieder auch ein Kind. Ich war mir jedoch von Anfang an intuitiv ganz sicher, dass er mich nie treffen würde. Und so war es dann auch: In den zwei Jahren, die ich bei ihm Unterricht hatte, traf er mich nicht ein einziges Mal!

Offensichtlich spürte meine Umgebung, dass ich intuitiv begabt war, und das war alles andere als bequem! Zum Beispiel, wenn ich wahrheitsgemäß die Gedanken einer anwesenden Person aussprach, die sie selbst nicht auszusprechen wagte oder zuvor in beschönigter oder verfälschter Form geäußert hatte. Ich war dadurch in den Augen anderer unbequem, undiplomatisch und bin es heute noch zum Teil. Die Unterschiede zwischen Gesagtem und Gedachtem waren häufig sehr krass, und das ärgerte mich.

Intuitiv begabt war auch schon mein Vater. Auch er galt als „überempfindlich“. Allerdings sprach er nie darüber, da ihm seine Gabe nicht geheuer war und Angst machte. Man holte ihn zum Beispiel, als es darum ging, eine Quelle für die Brauerei zu finden, denn er war ein sogenannter Rutengänger, das heißt, er hatte die Fähigkeit, mit einer Wünschelrute Wasseradern unter der Erde zu erspüren. Er fand die Stelle, an der gegraben werden musste, und dieselbe Quelle sprudelt heute immer noch für die Brauerei in meinem Heimatort Böhringen, einem kleinen Dorf auf der Schwäbischen Alb.

Nachts, wenn ich schlief, führte ich, wie schon erwähnt, ein Leben in meinen Träumen - fast wie in einem Fortsetzungsroman. Meine Eltern und meine Familie existierten darin nicht. Es war ein Leben mit anderen Seelen, die mir vertraut waren. Ich war dort zu Hause. Nach dem Erwachen, im Tagesbewusstsein, gab es dann wieder meine Familie, die Schule, die materiellen Dinge. Ich vermochte jedoch nicht zu unterscheiden, was „wirklicher“ war - noch nicht einmal mit dem Begriff der „Wirklichkeit“, wie wir ihn verwenden, konnte ich etwas anfangen. Alles, was ich sah, hörte, empfand, war für mich ausnahmslos wirklich: das Leben in meinen Träumen und das Tagesbewusstsein.

Erste Auseinandersetzung mit Spiritualität und dem Reinkarnationsgedanken

Alles wurde umgekrempelt. Kennedy wurde erschossen, die Beatles tauchten auf, wir hörten „Negermusik“, die in den Ohren unserer Eltern keine Musik mehr war.

Sie hatte nichts mehr mit „deutschem Liedgut“ zu tun. Anglisierung der Sprache, Entfremdung der Generationen. Vietnamkrieg, Demonstrationen, Rudi Dutschke wurde erschossen, die RAF. Hippies, Haschisch, die Anti-Baby-Pille, „Mein Bauch gehört mir“-Demonstrationen, Wohngemeinschaften, Indien, Kirchenaustritt, Spiritualität. Als Kind der neuen Zeit zog ich trotz wilder Drohungen, enterbt zu werden, mit neunzehn in eine Wohngemeinschaft. Ich wurde nicht enterbt, und fortan propagierte mein Vater in seiner Funktion als Informations- und Seelendoktorschaltstelle des Dorfes - er hatte ein Frisörgeschäft - Wohngemeinschaften als durchaus sympathische Lebensform. Er liebte seine Tochter eben.

Reinkarnationsgedanken wurden diskutiert, wir lasen Hermann Hesse und sprachen über paranormale Phänomene und russische Forschungen von Wissenschaftlern, die auf diesem Gebiet schon sehr früh und intensiv aktiv waren. In unserem Freundeskreis machten wir Experimente zur Konzentrierung von Kräften, zum Beispiel in den Fingerspitzen. Mit vier Fingern hoben wir dann unsere Freunde auf einem Stuhl sitzend mit Leichtigkeit hoch. Es gelang uns leider überhaupt nicht, einen kleinen Gegenstand, ohne ihn zu berühren, zwischen den Händen in der Luft zu halten, wie es ein bekanntes russisches Medium regelmäßig tat. Wir versuchten uns in Gedankenübertragungen und befassten uns mit unerklärlichen Phänomenen, wie zum Beispiel Poltergeistern. Zu jener Zeit wurde der erste Studiengang für Parapsychologie an der Uni Freiburg eröffnet, dessen Fälle uns beschäftigten.

Und wir befassten uns mit Berichten von Menschen, denen Verstorbene erschienen waren, und gaben uns das gegenseitige Versprechen, uns im Moment unseres Todes gegenseitig zu besuchen, um den Beweis zu erbringen, dass die Seele weiterlebt.

Bis jetzt haben mich diese Freunde noch nicht besuchen können, und ich wünsche ihnen von Herzen, dass sie noch lange weiterleben mögen.

Zwischen Schlafen und Wachen

Den Beweis, dass es hinter unserer Welt und Wahrnehmung noch mehr gibt und der Tod nicht das Ende einer Seele bedeutet, müssen meine Jugendfreunde nun nicht mehr erbringen.

Ich habe Seelen wahrgenommen, die nicht mehr bei uns sind, ihre Freude und auch Nöte kennengelernt, habe mehrere von ihnen ein Stück ihres unsichtbaren Wegs begleitet - sogar einige Jahre lang. Der Zeitraum spielt aber letztendlich keine Rolle, da die Zeit als Parameter nur in unserer sichtbaren Welt spürbar ist. Auch Fragen habe ich diesen Seelen gestellt, und ihre Antworten haben mir geholfen, bestimmte Zusammenhänge zu erkennen.

Genau kann ich es nicht mehr sagen, in welchem Jahr die Zustände, in die ich manchmal verfiel, begannen. Meistens stellten sie sich vor dem Einschlafen oder vor dem Erwachen ein, manchmal aber auch mitten in der Nacht. Ich war weder wach, noch schlief ich, und in diesem Zustand war es, als fiele ich in eine Starre.

Meinen Körper konnte ich zwar fühlen, aber kein Glied bewegen und auch nicht sprechen. Meine Seele war im Zwischenbereich, zwischen Wachen und Schlafen, überwach, alles wahrnehmend, was um mich herum geschah. Ich sah aus, als würde ich schlafen, tatsächlich aber waren meine Sinne hellwach und wesentlich geschärfter als im Tagesbewusstsein. Lange Jahre machte mir dieser Zustand Angst, da ich ihn nicht einordnen konnte - und noch viel weniger die Dinge, die ich sah und hörte. Besonders häufig überkam er mich, wenn ich in der Natur schlief. So übernachteten wir einmal in der Eremitage Arlesheim, am Westfuß des Gempa-Plateaus in einem Waldgebiet der Schweiz. Hier hatten in alten Zeiten Eremiten gelebt und Verfolgte sich versteckt, wie ich nach dem Erlebten nun weiß.

Mitten in der Nacht wurde ich von lauten Stimmen geweckt. Es war stockfinster. Ich hörte ein entrüstetes Gemurmel und das Getrappel vieler Schritte auf unser Auto zukommen. Das Gemurmel wurde immer lauter, bis ich verstand, worüber die Herannahenden sich so aufregten, denn immer wieder hörte ich sie ausrufen: „Wer sind die?“, „Was machen die hier?“, „Die gehören doch nicht hierher!“ Sie hatten Stöcke dabei, die sie zum Gehen benutzten. Schließlich war unser Auto umringt, sie machten einen Heidenlärm und redeten durcheinander. Ich sah die Gestalten, braun gekleidet, zum großen Teil zerlumpt, viele gebeugt und alt, aber auch Kinder und Familien. Eine ganze Horde.

Schreckliche Angst erfasste mich, was meine Lähmung nicht minderte. Mit ihren Stöcken klopften sie an die Autofenster, aber offensichtlich hörte mein damaliger Mann nichts von dem Spektakel. Warum schlief er auch immer so fest, jeder hätte ihn schlafend wegtragen können. Er konnte mich also nicht beschützen.

Ich war mir meines Zustandes völlig bewusst und versuchte krampfhaft zu schreien und aufzuwachen. Das war immer das Anstrengendste: in den Körper zu gelangen, damit ich aufwachen konnte. Irgendwann schaffte ich es, konnte dann auch meinen Mann wecken und ihn dazu bewegen, aus dem Waldstück zu fahren.

Heute noch ist mir diese Szene präsent, als hätte sie sich gestern zugetragen.

In anderen Gegenden, meist Naturschutzgebieten, habe ich andere Seelen oder Wesen wahrgenommen, die seltsam geformt waren, mir aber nicht minder Angst einjagten.

2 Wege nach dem Leben - Begegnungen mit verstorbenen Seelen

Das Thema Tod war in meinem Leben schon immer allgegenwärtig. Nicht, dass ich Angst davor hätte! Nein, ganz im Gegenteil: Die Reaktion der Erwachsenen auf einen Todesfall hat mich schon als Kind erstaunt. Für mich gab und gibt es nicht die Gefühle des Getrenntseins, wenn eine Seele den Erdenweg beendet. Sehr früh stellte ich fest, dass ich mit den gestorbenen Seelen kommunizieren konnte und sie mit mir, ja, dass sie mir meist sogar nach dem Tod wesentlich näher waren und ich die Verstorbenen als Seele, ohne Körper und die konventionellen Einschränkungen, die im Erdensein da waren, viel intensiver erlebte.

Sehr schwierige Erlebnisse hatte ich jedoch mit Seelen von Selbstmördern, die sich an mich wandten, mit deren Problematik ich jedoch zu jener Zeit noch nicht umgehen konnte.

Stand und Erkenntnis unseres jetzigen Erdenlebens sind für unseren Zustand, den wir nach unserem Übertritt über die Todesschwelle haben, von großer Bedeutung. So hindert uns ein rein materialistisches Weltbild, demzufolge alles mit dem Tod endet, daran, unsere geistigen Organe aktiv werden zu lassen und in die veränderten Gegebenheiten und Energien einzutauchen. Seelen verharren dann wartend – sie warten immer noch auf den Tod, ohne zu bemerken, dass er schon eingetreten ist. Andere Seelen, die sich eine Offenheit bewahrt haben, finden sich viel schneller in den veränderten Verhältnissen zurecht.

Hinzu kommt, dass in unserer heutigen Kultur Verstorbenen und dem Thema Tod kein Platz mehr zugestanden wird. Stellen Sie sich vor, Sie fänden sich plötzlich ohne Hände, ohne Augen, ohne Mund wieder und merkten darüber hinaus mit der Zeit, dass Sie zwar die anderen sehen können, diese aber durch Sie hindurchschauen, als wären Sie nicht vorhanden. Wenn Sie etwas fragen, erhalten Sie keine Antwort. Das kommt dem, was eine frisch verstorbene Seele empfindet, sehr nahe. Doch dann erkennen Sie, dass schon der Gedanke an einen anderen Ort Sie sofort dorthin führt, ohne dass Sie Wege zurücklegen müssen. Dennoch: Der Kontakt zu den Lebenden gestaltet sich schwierig bzw. ist nahezu unmöglich, wenn die Betreffenden, wie es meistens der Fall ist, die verstorbenen Seelen nicht wahrnehmen.

Seelen tauchen also auf, verabschieden sich oder wollen uns etwas sagen. Können dies nur verstorbene Seelen, die vorher ein spirituelles Leben geführt haben? Meine Antwort ist: Nein, *alle* Seelen können und tun dies, es gibt nur leider nicht so viele Menschen, die fähig sind, sie zu hören und zu sehen. Das ist sehr tragisch und erzeugt bei den verstorbenen Seelen spürbare Schmerzen bzw. das Gefühl des Alleingelassenseins. Einmal wurde mir diese Ebene gezeigt, und diese Erfahrung hat sich meiner Seele für immer eingeprägt: Irritiert oder teilnahmslos wandten sich die Erwachsenen ab, wenn ich sie ansprach. Einzig kleine Kinder konnten mich als Seele wahrnehmen und schauten mir in die Augen (s. Kap. 4, „Kinder sehen mehr“).

Was geschieht hinter der Todesschwelle?

Immer wieder lesen wir von Nahtoderlebnissen, die mit Lichterlebnissen verbunden sind und in denen sich ein Tunnel zeigt, der am Ende in hellem Licht strahlt. Ein Nahtoderlebnis und die beschriebenen Lichterlebnisse lassen sich mit dem Blick durch ein Schlüsselloch vergleichen, durch das wir den erleuchteten Weihnachtsbaum sehen können. Aber es ist eben nur das Schlüsselloch. Und es ist nur ein Ausschnitt, nämlich der des Weihnachtsbaumes mit den Lichtern. Noch sind wir nicht in dem Zimmer und können die anderen Dinge nicht sehen, die sich ebenfalls darin befinden. Diese Dinge können wir erst sehen, wenn wir die Türe öffnen und über die Schwelle in das Zimmer eintreten.

Bei gerade Verstorbenen erlebe ich in der Regel, dass sie sich am Anfang in ihrer alten, gewohnten Umgebung aufhalten. Seelen fühlen sich in ihrer vertrauten Umgebung wohl und realisieren oft erst langsam, dass sie sich nicht mehr im Körper befinden - dass sie tot sind, wie wir es nennen. Das ist dann für einige gewissermaßen ein Schock, weil sie zunächst keine Veränderung wahrnehmen. Sie kommen auch nicht auf die „Idee", dass ihre Vorstellung von „tot sein" nicht zutrifft - dafür wäre es auch zu spät, da theoretische Gedankenkonstrukte nicht mehr weitergedacht oder geändert werden können. Es zählen allein die geistige Reife und die Offenheit für kommende Wege, die die Seele sich bewahrt hat, und die erreichte Herzensreife. Gedanken, die mit dem Herzen verbunden waren, bleiben nach dem Tod seelisch am lebendigsten.

Ein weiterer und einer der wichtigsten Parameter für den Zustand der Seele der verstorbenen Person nach dem Übergang sind die Gefühle und der Seelenzustand unmittelbar vor dem Tod. Als stärkster Eindruck bleibt zunächst der Gefühlszustand der Seelen, das heißt, der Todeseindruck, den sie aus der Welt mitnehmen. Das kann Enttäuschung darüber sein, vor dem Tod abgeschoben oder schlecht behandelt worden zu sein. Oder auch Zufriedenheit über das gelebte Leben, die Liebe von Angehörigen oder Freunden, die auf dem letzten Teil des Lebensweges noch erfahren werden durfte. Es gibt jedoch auch Seelen, die in der neuen Umgebung sehr schnell zu Hause sind und verstehen, was sich verändert hat. In jedem Falle jedoch ist es für die Hinübergegangenen eine große Hilfe, wenn sie die Liebe der Angehörigen durch herzenswarme Liebesgedanken noch spüren können. Deshalb sollten wir unsere Verstorbenen auf einem Stück ihres Weges begleiten, ihnen einfühlend zur Seite stehen, denn sie sind es nicht gewöhnt, ohne Körper zu leben, nicht mehr sprechen zu können und vor allem, keine Reaktionen mehr zu erhalten, wenn sie mit den noch lebenden, sichtbaren Menschen sprechen. Das Gefühl ist noch da, wie es ist, zu sprechen, einen Mund, Augen, Beine zu haben usw. Dieses Körpergefühl legt die Seele nicht in einem Augenblick ab. Immerhin hat sie jahrzehntelang einen Körper „bedient" und dirigiert.

So dauert es auch einige Zeit, bis die Seele versteht, dass sie von den meisten Menschen nicht mehr wahrgenommen wird. Man kann sich das so vorstellen: Ich trinke jeden Tag um eine bestimmte Zeit einen Kaffee. Das tue ich über Jahre oder Jahrzehnte hinweg, es wird meine Gewohnheit. Für mich ist das die Entspannung pur - wunderbar. Wenn ich nun meinen Körper verlasse, wird meine Seele, diese Gewohnheit noch eine Weile in sich tragen, bis sie merkt, dass sie eigentlich gar keinen Kaffee mehr trinkt und dies nur als Seele ohne Körper imaginiert.

Erst wenn die Seele dies realisiert, wird sie den nächsten Schritt tun können und sich so von einer Gewohnheit nach der anderen verabschieden (sei es der Gang zur Arbeit oder etwas anderes), so wie sich bei einer Zwiebel eine Haut nach der anderen abschälen lässt. Das wird auch von der Umgebung unbewusst wahrgenommen. Die Lebenden sagen dann zum Beispiel: „Es ist, als wäre sie noch hier", oder „das könnte jetzt gerade sie (die verstorbene Seele) gesagt haben". Auch meine Großmutter reagierte bei einer Gelegenheit so, als ihr Mann, mein Großvater, gestorben war. Wir schrieben gerade die Einladungskarten für die Beerdigung, und es ging um die Frage, wer eingeladen werden sollte. Sie drehte ihren Kopf halb nach hinten und fragte: „Wollen wir sie einladen, was meinst denn du, Jakob?" Wir lachten lauthals mit ihr, als sie mit einem „ach so!" bemerkte, dass ihr Mann gar nicht mehr antworten konnte. Zu einer anderen Begebenheit, von der meine Großmutter immer wieder erzählte, kam es, als ihr Bruder im Krieg erschossen wurde. Bei seinen Besuchen früher pflegte sich der Bruder von hinten an sie heranzuschleichen und sie zu erschrecken, indem er ihr mit einem Besen über den Rücken strich. Sie erschrak jedes Mal, und genau so geschah es an jenem Tag, an dem sie sich blitzartig umdrehte, ihr Bruder jedoch nicht (sichtbar) hinter ihr stand. Wie sie später erfuhr, war das sein Todeszeitpunkt gewesen.

Wir haben in unserer schnelllebigen Zeit leider verlernt, auf diese leisen Töne der Zwischenwelt[1] zu hören, können es aber wieder lernen, indem wir in uns hineinhorchen. So können wir

---

[1] Zwischenwelt meint die Welt zwischen zwei Zuständen, zwischen Leben und Tod. In der Zwischenwelt können die Seelen nicht weitergehen, da sie noch zu sehr mit der materiellen Welt verbunden sind, oder auch, weil ihr Karma noch nicht abgelebt ist, was zum Beispiel bei Selbstmördern der Fall ist.

zum Beispiel ein Foto von der Person, die hinübergegangen ist, aufstellen, daneben eine Kerze anzünden und still werden. Dann laden wir die Seele zu uns ein und stellen sie uns vor, wie sie als lebendiger Mensch war. Eine Hilfe kann es für uns anfangs sein, wenn wir uns den Menschen in seiner Kleidung und Haltung genau ausmalen, wie er sich zu uns setzt oder vor uns steht. Anschließend lassen wir nur noch Gedanken aus der Tiefe unserer Seele aufsteigen. Wir können dann die eingeladene Seele wahrnehmen.

Gedanken der eingeladenen Seele nehmen wir zunächst so wahr, als seien es unsere eigenen, doch mit der Zeit können wir sie davon unterscheiden, denn die Gedanken der verstorbenen Seele zeichnen sich durch die charakteristische Denk- und Sprechweise dieses Menschen aus. Deswegen lösen sie am Anfang vielleicht Erstaunen aus, da wir selbst uns normalerweise anders ausdrücken und die Gedanken etwas fremd erscheinen. Man kann also sagen, die Gedanken entsprechen der Art und Weise und der Form, wie die verstorbene Seele dachte. Und sobald wir sie als solche erkannt haben, können wir mit unseren eigenen Gedanken antworten. Mit der Zeit können wir auf diese Weise lernen zu unterscheiden, ob die aufsteigenden Gedanken uns selbst oder der verstorbenen Seele zuzuordnen sind. So haben wir die Möglichkeit, in Stille Gespräche mit unseren lieben Seelen zu führen oder Gebete mit ihnen und für sie zu sprechen.

Die meisten Menschen haben nach dem Tod eines Angehörigen einige Zeit das Gefühl, seine Seele sei noch da. Der Schmerz kommt später, wenn die Seele aus der gemeinsamen Umgebung langsam wegzieht. Kennen Sie das? In dem Dorf, in dem ich aufwuchs, war es normal, dass die Hinübergegangenen drei Tage[2] zu Hause im Sarg aufgebahrt wurden. So waren sie noch in ihrer Umgebung und konnten dort den Auszug aus ihrem Körper vollziehen, begleitet von den Angehörigen und Freunden, die Totenwache hielten, Kerzen anzündeten und Gebete sprachen, sangen oder auch einfach um den aus dem Körper Ausziehenden herum waren und daneben ihre alltäglichen Geschäfte verrichteten. Selbstverständlich gingen alle, die Abschied nehmen wollten, in das Haus und verabschiedeten sich. Das war meist das halbe Dorf, da jeder jeden kannte.

Leider ist dieser Brauch verloren gegangen, wir haben uns dem Tod entfremdet. In die kalte Leichenhalle, in die die Toten gebracht werden, geht kaum noch jemand zum Abschied nehmen. Mein Großvater war einer der ersten, der in die Leichenhalle „musste" – wie er vor seinem Tod bedauernd feststellte.

---

2 Die Anzahl der Tage entspricht überdies dem Zeitraum, den die Seele in der Regel braucht, um nach Eintritt des Todes aus dem Körper auszutreten. Sie hat zunächst noch den Astralleib um sich, der sich anschließend langsam verwandelt und auflöst.

Vertiefen wir uns doch einmal in den Gedanken, aus dem Körper zu gehen und am nächsten Tag aus unserer Wohnung geschafft zu werden. Wie geht es Ihnen, liebe Leserin und lieber Leser, damit? Bei mir breitet sich bei dem Gedanken immer eine große Kälte aus. Lassen Sie uns den Tod zurückerobern, mit Angehörigen und Freunden darüber sprechen und unseren Übergang mit Würde gestalten. Lassen wir es nicht zu, dass unsere Körper - gemäß der üblichen Methode - in Beerdigungsinstituten wie Tiere oben und unten an Schleifen aufgehängt, mit dem Schlauch abgespritzt und lieblos im Sarg drapiert werden. Gerade in den ersten Tagen ist die Seele noch nicht vollständig aus dem Körper ausgezogen. Es vollzieht sich schrittweise, jeden Tag verändert sich der Gesichtsausdruck des Gehenden, und bei der Totenwache können wir drei Tage lang die Veränderungen miterleben. Das ist ein großes Erlebnis, an dem selbstverständlich auch die Kinder teilhaben sollten. Der Tod gehört zum Leben wie die Geburt. Kinder verstehen das oft besser als Erwachsene. Im Grunde ist es ja auch eine Art Geburt - eine Geburt mit neuer Erdenerfahrung, hinein in die geistige Welt.

Ganz anders verhält es sich mit Seelen, die sich das Leben genommen haben, dadurch ihr Karma nicht erfüllen konnten und weder in der materiellen noch der geistigen Welt Eingang finden. Sie bleiben mit ihrer Todessituation am Ort verhaftet und suchen die Nähe von Menschen, da sie sich diesen noch näher fühlen und sich nach meiner Erfahrung (siehe Kapitel 2, „Gefangen in der

Zwischenwelt“) an den Energie- oder Astralkörper[3] eines Menschen heften können. So können sie noch etwas „mitleben“, was allerdings den betroffenen Menschen überhaupt nicht gut tut, da sie dadurch naturgemäß ihren Astralkörper nicht mehr für sich haben.

Eine mögliche Auswirkung kann durchaus sein, dass sich diese Menschen verfolgt fühlen, depressiv werden oder im schlimmsten Falle selbst durch den „Verfolgungswahn“ in den Selbstmord getrieben werden. So ist es auch erklärbar, dass häufig in einer Familie mehrere Selbstmordfälle vorkommen. Im Umkehrfall heißt das allerdings nicht, dass Depressionen zwangsläufig von solchen Anheftungen verstorbener Seelen herrühren.

Zweimal musste ich erleben, dass eine Seele sich an meinen Astralkörper geheftet hatte, ohne dass mir zu dem Zeitpunkt klar war, was geschah, und ohne diese Erfahrung machen zu wollen. Damit begann zwangsweise mein bewusster Umgang mit Seelen, die drüben sind, beziehungsweise der Umgang der Seelen mit mir. Zu Beginn hatte ich die Prozesse nicht unter Kontrolle, konnte auch nichts dagegen unternehmen. Es war einfach da und machte mir

---

3 Der Astralkörper ist ein Energiefeld, das den sichtbaren Körper umgibt und dessen Farben manche sehen können. Semjan Kirlian gelang es 1937 erstmals, sogenannte Korona-Entladungen von Körpern zu fotografieren. Der Astralkörper ist der Sitz von Gefühlen und Gewohnheiten. Wenn sich unsere Gefühle verändern, verändert sich dementsprechend die Farbe der uns umgebenden Energien oder eben des Astralkörpers.

schrecklich Angst, dieser Einbruch von anderen Wesen in mein Leben. Ich fühlte mich sehr bedroht und musste doch lernen, allein damit umzugehen, da meine Umgebung meine Erlebnisse nicht verstand. Das war kein einfacher Weg. Die Art, wie die Seelen die Schwelle des Todes überschreiten und ihren Seelenweg antreten, ist so unterschiedlich wie die Persönlichkeiten, die sie vor ihrem Tod waren, oder die jeweiligen Todesumstände.

Tot ist gleich tot?

Wir sind also von Seelen umgeben, manche näher an der Erde, andere schon weiter weg, doch durch Gedanken brauchen sie nur einen Augenblick, um bei uns zu sein - wirklich! Wie im Märchen: Es gibt keine Distanz, keinen Zeitfaktor. Nahestehende Seelen kann ich in einer Sekunde erreichen und bei mir fühlen.

Starke intuitive, religiöse Frauen, das sind meine Seelenbegleiterinnen[4]. Ich unterhalte mich oft mit ihnen, klage ihnen auch hin und wieder mein Erdenleid, und sie sprechen mit mir in Gedanken. Ich habe von ihnen schon so manche Antwort erhalten. Seelen, die nicht begreifen, dass sie tot sind, da sie sich nie mit dem Gedanken bzw. der Möglichkeit eines Weiterlebens

---

[4] Eine Seelenbegleiterin ist eine nicht mehr sichtbare oder noch lebende Seele, die eine andere Seele begleitet und mit der eine Herzensverbindung, also eine besonders starke Verbindung, besteht. Seelenbegleiterinnen lassen sich durch Gedanken rufen, und wenn sie unter den Lebenden weilen, werden sie dem Ruf innerhalb kurzer Zeit mit einem Telefonanruf oder Besuch folgen. Wenn es gestorbene Seelen sind, folgen sie dem Ruf im selben Augenblick!

befasst haben, verstehen ihren Zustand dagegen oft genug nicht und suchen Hilfe. Sie wenden sich dann an eine Seele, die noch lebt und sensibel genug ist, sie wahrzunehmen. Einen solchen Fall habe ich einmal intensiv erlebt. Es war im Jahr 1987. Ich konnte damals mit diesen Dingen noch nicht so gut umgehen wie heute.

Zu jener Zeit war ich schwanger. Die Urgroßmutter war gestorben und erschien mir jede Nacht im Traum. Ich erklärte ihr, dass sie tot sei und weitergehen müsse. Ihrer Tochter - meiner Schwiegermutter - schilderte ich die Situation und schlug ihr vor, ihre Mutter zu begleiten, also regelmäßig eine Kerze für sie anzuzünden, in Gedanken mit ihr zu sprechen, ihr zu erklären, dass sie tot sei, für sie und mit ihr zu beten oder zu meditieren.

Leider tat sie das aber nicht, wie sich sehr schnell herausstellte. In meinen Träumen änderte sich nichts: Jeden Morgen wachte ich völlig erledigt auf, da die Urgroßmutter nachts im Traum mit ihrem Unglück bei mir war. Damals fühlte ich mich außerstande, darauf einzugehen. Schwanger, drei Kinder, ein Hausbau - ich brauchte dringend meinen Schlaf und fühlte mich nicht zuständig. So tat ich etwas, was ich heute wirklich bereue, doch damals wusste ich mir nicht anders zu helfen: Ich drohte ihr, den von ihr geerbten Schrank, der damals im Schlafzimmer stand, hinauszuwerfen, wenn sie jetzt nicht wegbliebe. Sie solle mich in Ruhe lassen und gehen. Von da an kam sie nicht mehr. Ich war sehr grob zu ihr - heute möchte ich mich dafür wirklich bei ihr entschuldigen!

Gefangen in der Zwischenwelt

1984 zogen wir, mein Mann und unsere drei Kinder, nach Wien in ein kleines, „schnuckliges" Gartenhaus. Der vorherige Besitzer, ein Geschäftsmann, war gestorben. Unsere Vermieter hatten das Häuschen von ihm gekauft. Vor uns hatte eine Familie mit zwei kleinen Kindern darin gewohnt. Ein Kronleuchter aus Bleikristall im gemütlichen Wohnzimmer mit zwei kleinen Wandleuchtern im selben Stil, Sprossenfenster, ein kleines Schwimmbad im Garten – es sah aus wie ein Puppenhaus. Idylle pur! Bei der Besichtigung mit dem Makler fand ich es zwar eigenartig dunkel im Haus, schrieb dies aber den Bäumen zu, die es verschatteten.

Wir mussten es renovieren. Seltsam düster, dachte ich wieder, aber, nun ja, Bäume können gefällt werden. Mein unbestimmtes Gefühl konnte ich nicht einordnen. So gewann das äußerliche Idyll, wir sagten zu und machten uns an die Arbeit. Ein Freund und mein Vater halfen uns, die Parkettböden abzuschleifen und die Wände zu tapezieren. Im Wohnzimmer und im anliegenden Esszimmerchen legten wir nach einem arbeitsreichen Tag unsere Matratzen aus. Es war sehr heiß, und wir schliefen bei geöffnetem Fenster.

Schlagartig erwache ich und höre, wie jemand um das Haus geht. Was sind das für Geräusche? Ich höre leises Stöhnen, es ist dunkel, mein Mann schläft neben mir. Ich gehe ins Nebenzimmer, um nachzuschauen, ob es einer von uns ist, der im Garten herumgeht. Doch alle liegen friedlich schlafend im halb gestrichenen Wohnzimmer unter dem Kronleuchter. Ich lege mich wieder hin und höre es wieder. Das Stöhnen wird stärker, es wird ein Röcheln, ein Nach-Luft-Ringen. Angst steigt in mir auf, ich wecke meinen Mann und spreche ihn an: „Bitte, schau aus dem Fenster, da ist jemand!"

„Ich höre nichts!"

„Das Röcheln!"

Widerwillig steht er auf und schaut aus dem Fenster. „Da ist nichts!", stellt er fest, legt sich wieder hin und schläft sofort wieder ein.

Jetzt bin ich wieder allein mit den Schritten, dem Röcheln, furchtbar! Es hört nicht auf. Jemand schnappt nach Luft und erstickt langsam, qualvoll, ich spüre die Schmerzen, da hat jemand Schmerzen, ringt mit dem Tod. Ich halte es kaum aus. Grauenvoll! Irgendwann ist es ruhig, ich habe Angst. Warum hört es keiner außer mir? Es ist eine Atmosphäre, die mir die Haare zu Berge stehen lässt. Die Angst ist überall. Ich bin allein. Die anderen schlafen seelenruhig. Am Morgen frage ich, wer das Röcheln gehört hat. Niemand. Warum habe nur ich es gehört?

Wir wohnten nicht lange in dem idyllischen Häuschen, nur drei Monate. Es war immer diese Dunkelheit da, diese Angst. Obwohl das sonst gar nicht meine Art war, konnte ich in dem Haus nicht allein sein. Da war noch jemand. Oft direkt neben mir. Abends war es am schlimmsten. Selbst im Bett im oberen Stockwerk. Schließlich erfuhr ich von meinen Vermietern, wie der Besitzer gestorben war:

Er hatte sich erschossen. Ich war misstrauisch, fragte nach, wo genau er sich umgebracht hatte. In der Garage, zwanzig Meter weit vom Haus entfernt, hieß es. Ich verstand das alles nicht. Wir hatten damals viel Kontakt mit einer Christengemeinschaft und dem dortigen Priester. In der Gemeinschaft lebte der Gedanke der Reinkarnation, der Seelenwanderung. Wenn hier einer helfen kann, dann der Priester dieser Vereinigung, dachte ich. Er müsste sich auskennen. In der Gemeinschaft wurde viel über Seelenwanderung, Reinkarnationen und auch Seelen von Selbstmördern geschrieben. Ich lud also den Priester ein und erzählte ihm von der Seele, die ich spürte, von meiner Angst und der Notwendigkeit, dieser Seele zu helfen, damit sie weitergehen konnte. Ich wollte auch von ihr befreit sein. Mitleid mit dieser Seele verspürte ich damals nicht, sie sollte mir einfach nur vom Leib bleiben. Der Priester fragte mich, was er denn tun solle. Gebete und Weihrauch, fiel mir ein. Aber allein konnte ich solche Gebetszeremonien damals noch nicht abhalten. Ich glaube, er hielt mich für verrückt. Auf jeden Fall kam er nicht wieder, und als ich ihn noch einmal darauf ansprach, sagte er, er könne das nicht.

Eines Abends, als die Kinder im Bett waren und ich die Angst spürte, die mich immer erfasste, wenn die fremde Seele neben mir stand und mich berührte, stellte ich mich der Situation, nahm allen Mut zusammen und sprach mit dem Verstorbenen. Ich sagte ihm, dass er tot sei, ich aber für ihn Flöte spielen würde. Davon versprach ich mir zum einen, meine Angst zu überwinden, und zum anderen - da Musik in der Ätherwelt viele Ebenen durchdringt -, dass ihn mein Spiel, als Brücke zwischen den Welten, vielleicht erreichen konnte, sodass er mich in Zukunft in Ruhe ließe und seinen weiteren Weg alleine finden könnte. So holte ich meine Querflöte und spielte: *Ich spiele für dich, für deine Seele!*

Die Zeit stand still. Die Luft, die neben mir stehende Seele hielt den Atem an. Die Atmosphäre im Zimmer wurde immer dünner, ich konnte die Seele des Verstorbenen immer deutlicher spüren und schon fast sehen, wie er neben mir stand und von der Musik berührt wurde.

Das Spiel war wunderschön, es war, als würde die Flöte allein spielen. Ich war damals relative Anfängerin, denn ich spielte erst seit einem Jahr Querflöte. Meine Kenntnisse waren zu jener Zeit also noch begrenzt. Doch an diesem Abend spielte die Flöte mich und nicht ich die Flöte! Ich spielte, und gleichzeitig merkte ich, dass die Seele immer dichter an mich herankam. Es ist schwer zu beschreiben, aber ich spürte, dass mir die entstandene Nähe zu der Seele Angst machte, jedes einzelne Härchen an meinem Körper sträubte sich. Solange ich spielte, war ich wie in einem Schutzraum. Danach absolute Stille. Ein fragiles Gebilde höchster Anspannung, greifbare Anwesenheit. Fluchtartig stürzte ich aus dem Zimmer, die Treppe hoch zu meinen Kindern. Kinder, beschützt mich!

Mein Mann verlor nach kurzer Zeit wieder seine Stelle. Ich war froh, ausziehen zu können, und packte erneut alle Kisten. Vor unserem Auszug wollte ich mich noch von unserer sehr netten, achtzig Jahre alten Nachbarin verabschieden. Auch sie hatte den vorherigen Besitzer gekannt, und wie ich nun erfuhr, wusste sie auch, wie er sich umgebracht hatte: mit E 605, einem starken Pflanzenschutzmittel, bei dem die Organe innerlich verätzt werden und man qualvoll erstickt - ein schrecklicher Tod! Man fand ihn im Wohnzimmer. Seine schwangere Geliebte, mit der er sich regelmäßig in dem Gartenhaus getroffen hatte, war mit ihrem ungeborenen Kind noch vor ihm zu Tode gekommen - wie, ist unklar.

Vor uns wohnte, wie bereits erwähnt, eine Familie mit zwei Kindern in dem Häuschen. Nicht lange, dann hatte die Frau mit ihren Kindern einen Autounfall, bei dem alle ums Leben kamen, erzählte meine Nachbarin. Danach kamen wir. Gut, dass wir wieder wegzogen! Die Nachbarin schenkte mir einen Schutzengel aus Porzellan, der bei ihr im Flur hing, einen Weihwasser-Engel. Ich liebte diesen Engel vom ersten Augenblick an, und er begleitet mich heute noch. Ohne Weihwasser.

Das Haus in Wien war die zweite Wohnung, in der sich eine oder mehrere Seelen von Selbstmördern aufhielten. Doch schon vorher hatten wir Ähnliches erlebt. 1979, ich war mit meiner ersten Tochter schwanger, waren wir in ein Bauernhaus in Brachbach bei Schwäbisch Hall gezogen. Dort hatte sich nach dem Tod der Mutter ihr Mann und danach ihr Sohn umgebracht. Wir hielten dort einige Tiere, darunter Schafe. Zwei davon waren trächtig. Das erste Schäfchen war eine Totgeburt, bei der nächsten Geburt starben die Mutter und das kleine Schaf. Meine Schwägerin und ich waren hochschwanger und wollten beide eine Hausgeburt haben. Das war jedoch in diesem Haus nicht möglich: Bei meiner Schwägerin musste ein Kaiserschnitt durchgeführt werden, ich selbst hatte zwei Tage und zwei Nächte heftigste Wehen, ohne dass es zur Geburt kam. Erst, als ich ins nächste Krankenhaus gebracht wurde, konnte die Geburt geschehen. Das kostete meine erste Tochter und mich fast das Leben.

Nach diesen Erfahrungen begann ich, vor Umzügen genau zu recherchieren, was vorher in einer Wohnung oder an einem Ort geschehen war. Ich beging die Wohnung und fragte meine Intuition, was ich spürte, bevor wir einzogen. So lernte ich allmählich, an das zu glauben, was ich spürte, hörte und sah.

Der Himmel geht auf

Eine Seelenbegegnung ganz anderer Art hatte ich mit meiner Großtante, als ihr Sterbeprozess einsetzte, und noch lange danach – ich kann sagen, noch bis heute. Die Wahrnehmung veränderte sich mit den Jahren, und die Abstände der Begegnung wurden größer. Auch veränderte sich das Bild der Seele hin zu feinsten Strukturen, und meine Großtante verjüngte sich etwas! Hierbei spreche ich nicht von allgemeingültigen Gesetzen, sondern von meiner persönlichen subjektiven Erfahrung.

Die Großtante hatte denselben Vor- und Nachnamen wie meine Mutter und wohnte bei uns im Haus im oberen Stockwerk. Sie war die Schwester meiner verstorbenen Großmutter, die schon nicht mehr war, als ich geboren wurde. Ich schlief neben ihr in dem Bett meiner Großmutter, die ich nie gesehen hatte, und fühlte mich mit beiden – der Großmutter, die ich noch spüren konnte, und der Tante – sehr wohl. Abends wollte ich ihre Hand halten, und so schliefen wir meistens Hand in Hand ein.

Sie war eine Seele von Mensch. In ihrem Wohnzimmer hing ein Bild mit einem schmalen, steilen Weg, auf dem ein einsamer Wanderer ging. Neben dem schmalen Weg war ein weiterer Weg, der breiter war und auf dem es lustig zuging: Menschen tanzten, lachten und tranken. Über dieses Bild und den Sinn darin wollte ich immer wieder mit ihr sprechen. Am besten gefielen mir die tanzenden Menschen auf dem breiten Weg, und für mich war es nicht logisch, dass tanzen und lustig sein nicht in den Himmel führen sollten. So fand ich, dass das Bild nicht ganz stimmte.

Wenn abends ihre Freundinnen kamen, spielten sie auf dem Harmonium im Wohnzimmer und sangen dazu. Was gibt es für Kinder Schöneres, als im Schlaf die Familie singen zu hören? Als ich ungefähr zehn Jahre alt war, zog sie in ein eigenes kleines Häuschen, und ich sah sie nicht mehr jeden Tag. So verging die

Zeit. Ich besuchte sie immer, wenn ich nach Hause auf die Schwäbische Alb fuhr. Ich hatte eine eigene Familie, wohnte bei Schwäbisch Hall, in Stuttgart und in Wien und zog mit meiner Familie, inzwischen auf drei Kinder vergrößert, 1985 nach Freiburg. Dort hatten wir ein Reihenhäuschen mit Sprossenfenstern und einer kleinen Terrasse gefunden. Der Garten war kaum größer als ein Handtuch, und ich nutzte jede Ecke, um Blumen zu pflanzen. Es gab eine kleine Sandkuhle für die Kinder und einen kleinen Tümpel. Besonders der Tümpel war für sie eine Freude. Sie entdeckten kleine Tierchen und beobachteten allerlei.

Eines Tages, es war ein schöner Sonntagmorgen, deckte ich den Frühstückstisch für meine inzwischen vier Kinder und mich. Mein Mann war auf dem Weg zur Kirche.

Wir hatten bei den Mahlzeiten immer eine besonders schöne Atmosphäre. Auf dem Tisch stand ein geflochtener Brotkorb aus gebundenem Maisstroh mit leckeren Brötchen, daneben eine brennende Kerze. Kerzen durften zum Essen nicht fehlen, die Verwandlung von Materie in Licht, ein Symbol der Verwandlung, so wie sich die Nahrung, die wir aufnehmen in unserem Körper verwandelt. Es war ausgesprochen ruhig am Tisch mit den Kindern, was ich sonst nicht immer behaupten konnte bei meinen Kleinen, die damals im Alter zwischen neun Monaten und acht Jahren waren.

Plötzlich
Ohne Vorwarnung
Das Einbrechen von Anderem
Wie aus dem Nichts
Eine Flamme auf dem Tisch
Urplötzlich hochschießend
Um den Brotkorb
Lodert hoch
Und verlöscht
Urplötzlich
Stille.

Die Mitteilung traf mitten ins Herz.

Es war etwas passiert! Mein Mann? - Nein! Meine Eltern? - Nein! Wer dann? Keine Antwort. Stille.

Ich schaute auf die Uhr. Das würde ich überprüfen. Es war elf Uhr.

Die Kerze stand immer noch ruhig brennend auf dem Tisch. Wie konnte das sein? Sie stand nicht sehr nahe am Brotkorb. Ich konnte das nicht glauben, war das wirklich Feuer gewesen - oder doch nur Einbildung? Aber woher war es gekommen? An der Seite des Brotkorbes war nun ein schwarzer Brandfleck zu sehen, sonst hätte ich nicht geglaubt, dass dieser Einbruch in die Realität überhaupt stattgefunden hatte. Später am Abend rief meine Mutter an. Meine Großtante hatte einen Schlaganfall erlitten. Um die

Mittagszeit fand man sie. Sie hatte schon mindestens eine Stunde dagelegen, bevor Hilfe kam!

Meine geliebte Tante lag im Sterben, meine Tante, die mir Geschichten erzählte von Jesus und seinen Wundern, die immer sanft und ruhig war, liebevoll. Deren Hand ich jede Nacht halten wollte. Nicht ein einziges Mal habe ich sie streiten gehört, kein böses Wort kam über ihre Lippen. Durch ihr Mahnen hat sie die Kühe vor den Schlägen ihres Schwagers bewahrt. Die Liebe, sie wird sterben …

„Es war um elf Uhr", hörte ich mich sagen.

„Woher weißt du das?", fragte meine Mutter.

„Der Brotkorb hat gebrannt, sie wird sterben", sagte ich.

„Sie stirbt nicht, sie ist im Krankenhaus, das wird wieder."

Sie wollten mich beruhigen, wie immer. Schnell wurde das Thema gewechselt. Dass der Brotkorb ein Geschenk dieser Tante war, fiel mir erst Wochen später ein.

Am Abend nahm ich eine neue Kerze, zündete sie für meine Tante an und vertiefte mich in Gedanken, unterhielt mich mit ihr und spürte, dass ich zu ihr musste. Gedanklich hatte ich ihr schon vor längerer Zeit versprochen, sie nicht allein zu lassen, wenn sie gehen müsse. Jeden Abend zündete ich die Kerze für sie an, ihre Kerze.

Aber wie sollte ich einen Besuch bei ihr organisieren? Wäre es sinnvoll, allein mit vier Kindern in unserem Auto hinzufahren? Ich überlegte, die Kinder zu meinen Eltern zu bringen und dann dort zu übernachten. Ich konnte mit den Kindern unmöglich an einem Tag jeweils drei Stunden hin- und zurückfahren. Meinen Eltern war es jedoch nicht möglich, die Kinder bei sich aufzunehmen; sie beteuerten zudem, dass alles sich wieder zum Guten wenden würde. Ich wusste einfach nicht, wie ich es organisieren sollte. In den Nächten schlief ich schlecht und träumte von meiner Tante, wie sie wartete, mir aber dennoch in ihrer bescheidenen Art auf meine Frage, ob ich kommen solle, antwortete, ich hätte ja auch viel zu tun mit den Kindern. Sie war wie in ihrem ganzen Leben: freilassend, keine Entscheidungen fordernd.

So zündete ich weiterhin jeden Abend „ihre" Kerze an, verband mich mit ihr, las einige Bibelstellen, die ich für die Situation passend fand, und tauschte mit ihrer Seele Gedanken aus - obwohl sie ja noch lebte. Sie war allerdings schon an einen Beatmungsschlauch angeschlossen und konnte nicht mehr sprechen. Ihre Seele war nicht mehr sehr fest mit dem Körper verbunden. Eigenartigerweise waren wir uns im Leben nie so nah gewesen wie jetzt. Und ich spürte eine große Liebe, die zwischen uns war und uns verband. Eine Woche lang führte ich jeden Abend ein Zwiegespräch mit ihr, betete für sie und las ihr aus der Bibel vor. Heute noch denke ich daran wie ein Wunder, wie mächtig ich diese Liebe in ihrer Sterbenszeit erlebt habe und auch jetzt noch ab und zu erlebe, wenn ihre Flügel mich streifen. Die Liebe strömte direkt in mein Herz, von ihr zu mir und umgekehrt. In dieser Zeit habe ich erfahren, dass meine Großtante meine geistige Mutter war und ist.

Am Abend des 4. Februar, dem Geburtstag meiner Mutter, zündete ich wieder die Kerze an, sprach in Gedanken mit der Seele meiner Tante und betete für sie. Die Flamme verlöschte leise, nein, das kann jetzt nicht sein. Ich nahm die Streichhölzer und zündete sie ärgerlich wieder an. Sie erlosch wieder. Eine Hand griff nach meinem Herzen, das sich, von einem großen Schmerz erfasst, zusammenkrampfte. Ich will das nicht glauben! Das darf nicht sein! Ein drittes Mal zündete ich den Docht an, der das Feuer nicht mehr annahm. Da durchströmte mich eine mächtige Welle: Sie hat es geschafft! Sie hat ihren Körper verlassen. Ihr Lieblingslied kam mir in den Sinn und erfüllte mich ganz: „Lobe den Herren, den mächtigen König der Ehren." Ich setzte mich an unseren Flügel und spielte immer wieder nur das eine Lied. Wie in einem Rausch, immer wieder. Ein Blick auf die Uhr - wann war es? Ich werde es beweisen! Der Anruf kam erst am nächsten Morgen.

„Ich weiß es schon."

„Woher?"

„Die Kerze ist ausgegangen."

„Wir wollten dich nicht beunruhigen. Sonst hättest du vielleicht nicht schlafen können."

Ich konnte ohnehin nicht schlafen. Die Nacht verbrachte ich in einem halbschlafähnlichen intensiven Traumgeschehen mit der Seele meiner Tante. Meine Trauer, mein schlechtes Gewissen. Ich war nicht bei dir! Heute weiß ich, dass ich damals nicht richtig gehandelt habe. Ich hätte zu ihr fahren sollen. Dass ich es nicht getan habe, tut mir immer noch unendlich leid, ich war feige. Ich hätte meiner Intuition folgen sollen.

Dann fuhr ich zur Beerdigung. Am Abend vorher saßen wir bei meinen Eltern auf dem braunen Kunstledersofa und in Sesseln um den Couchtisch. Ich zündete eine Kerze an und begann, für meine Tante aus der Bibel zu lesen. Zuerst fühlte ich sie, dann blickte ich auf und sah sie in der Tür stehen und zuhören, in ihrer bescheidenen Art, mit ihrem Handtäschchen, als wolle sie nicht stören. Ich machte ihr Platz neben mir und bat sie, sich zu setzen. Sie wollte nicht, ich solle einfach weitermachen. Gleichzeitig fing meine Mutter an zu weinen.

Ich freue mich so, dich wiederzusehen! Ich hätte dich so gerne neben mir sitzen gehabt.

Als ich fertig gelesen hatte und meine Tante weg war, kam der Schmerz über mich. Ich vermisste sie.

Am nächsten Tag war die Beerdigung. Ich ging in die Wohnung meiner Tante, schnitt von den Pflanzen, die sie so geliebt hatte, etwas ab und band sie zu den Rosen, die ich ihr mitbrachte. Ich legte sie ihr im Sarg auf die Füße. Der Himmel war offen, ich war so glücklich, ich hätte jubeln können!

Deine Freude war meine Freude. Du hast es geschafft. Die Kirche, der Friedhof waren voll, das ganze Dorf war da. Du hast dich allen geschenkt, hattest selbst kein Geld und hast das Wenige noch zu den Kranken getragen, du hast dir alle Sorgen angehört, du hast alle Kranken besucht, unterstützt oder hinüber begleitet. Alle kannten dich im Dorf.

Alle begleiten dich jetzt, Lebende und nicht mehr Lebende, die dich liebten, Engel und Cherubim. Sie sind gekommen, dich abzuholen.

Eine große Freude war in meinem Herzen. Der Sarg wurde in die Erde gelassen, darüber ein offener Himmel. Ich sah nur Licht, reines, weißes Licht aus dem offenen Himmel, das herabstrahlte bis zum Sarg, ich sah, wie sie von einer Heerschar von Lichtwesen abgeholt wurde und mit ihnen aufstieg.

Sie holen dich ab. Es ist ein Freudenfest für die himmlischen Wesen! Was für ein Jubel. Welch eine Freude, dass du zu ihnen kommst, es ist so selten, dass eine Seele bis zu ihrem Tode diese Reinheit bewahrt. Ein Engel hat bei uns gewohnt!

Ich war so unglaublich glücklich auf der Beerdigung meiner Tante. In der Kirche sangen wir „Lobe den Herren", und ich lobte ihn und die himmlischen Heerscharen von Herzen.

Später wurde ich gerügt, weil ich auf der Beerdigung einen weißen Mantel getragen hatte. Das tut man nicht auf einer Beerdigung, was da die Leute sagen! Ich hatte aber nur einen. Es war kalt - Februar. Und es war die einzige Farbe, die auf dieser Beerdigung angebracht war.

Die Seele meiner Großtante war noch lange bei mir und ich bei ihr. Sie fehlte mir so sehr. Wir tauschten uns aus, ich begleitete sie in die unsichtbare Welt der Seelen, ich stellte ihr Fragen, wenn ich welche hatte, und sie gab mir Antworten.

Es ist für mich schwer zu beschreiben, wie nahe Seelen sich sein können, nach dem Tode, wenn äußerlich jemand gestorben ist.

Kein Vergleich zum Leben. Gut, wir haben den Körper nicht mehr, um uns zu berühren, in den Arm zu nehmen und uns zu sehen. Mit meiner Tante hatte ich kaum körperliche Berührung, das war damals noch nicht so, dass man sich bei jeder Begrüßung in die Arme nahm und küsste. Umso erstaunlicher war für mich die Erfahrung dieser großen Seelen-Herzensliebe, die ich nicht erwartet hätte. Es scheint ein starkes karmisches Band zwischen uns zu geben, das ist mir heute klar, sonst wäre so eine intensive Erfahrung nicht möglich gewesen.

Und heute, Jahre später, hat mich der Flügel meiner Tante gestreift, als ich auf dem Balkon saß; mit meinem gebrochenen Knie. Nur deshalb habe ich mich an diese Geschichte gesetzt und angefangen zu schreiben! Da ich durch einen Sturz eine Vollbremsung in der äußeren Welt erfahren hatte, war ich sozusagen zum Stillsitzen verdonnert. Mittags, nachdem der Flügel meiner Tante mich gestreift hatte, wollte ich von meiner Wohnung im vierten Stock, in dem ich wohne, mit dem Aufzug nach unten fahren, um die Zeitung zu kaufen, mich etwas abzulenken, aber er war defekt – ausgerechnet dann! An die Treppe war gar nicht zu denken mit meinem Knie. Ich musste lachen. *Gut, gut, meine Liebe, ich schreibe* – also keine Zeitung, keine Ablenkung, nach innen gehen, schreiben!

Zwischen den Welten auf Öland

1998 lud mich ein Freund aus Schweden ein. Er wollte mir die Inseln zeigen. Auf Öland war ihm von einem Freund ein kleines Häuschen angeboten worden, in dem wir wohnen konnten. Es war das Haus seiner Großeltern, die ein halbes Jahr zuvor gestorben waren. Begeistert zeigte er mir ein Foto des Häuschens. Als ich das Foto sah, beschlich mich ein beklommenes Gefühl, das ich mir nicht erklären konnte. Ich sagte meinem Freund, dass ich nicht wisse, ob ich in der Lage sei, dort zu schlafen. Doch er tat das ab und meinte, ich könne das doch noch gar nicht sagen, es sei dort sehr schön usw.

Der Ahnungslose! Ich war es ja schon gewohnt, dass ich in diesem Punkt von manchen nicht ernst genommen wurde. Also sagte ich nichts mehr. Das Gefühl ließ mich jedoch nicht los. Wir verbrachten ein paar wunderschöne Tage auf der Nachbarinsel Gotland und machten uns dann auf den Weg zu dem Häuschen auf Öland. Die Insel war kaum besiedelt.

Wundervolle alte, mit Keilschrift beschriebene große Steinstelen säumten die Straße, Steinformationen in Kreis- oder Bootsformen. Die Gegend strahlte eine starke Magie aus, eine besondere Atmosphäre, schwer zu beschreiben. Die Natur war sehr belebt. Die Wikinger, die hier gelebt hatten und mit ihren Booten schon über das Weltmeer fuhren, waren noch zu spüren – sehr kraftvolle Energiemenschen.

Wir erreichten das Häuschen, das tatsächlich sehr nett aussah, am Spätnachmittag und traten in die Diele. Ich hatte das Gefühl, als sei ich bei jemandem zu Gast. Alles war vollkommen eingerichtet, es wirkte, als seien die Bewohner nur kurz einkaufen gegangen. Fotos standen auf der Anrichte, Briefe lagen in den Schubladen - und ich fühlte mich schrecklich unwohl. Unter dem Vorwand, einen Spaziergang machen zu wollen, ging ich hinaus, setzte mich auf einen der vielen herumliegenden Steine. Ich hätte mich nicht gewundert, wenn hinter den Steinen Gnome oder Feen aufgetaucht wären, so zauberhaft ursprünglich war die Natur. Die Sonne ging langsam unter, und wir kehrten zurück ins Haus.

Die Küche war klein und gemütlich. Im Wohnzimmer saßen wir nur kurz, das ertrug ich überhaupt nicht - es war ein Gefühl, als säße ich zwischen fremden Leuten. Die Küche war der einzige Ort im Haus, in dem ich mich aufhalten konnte. So saßen wir sehr lange dort, schauten den Kaninchen zu, die an unser Fenster kamen. Wir unterhielten uns bis spät in der Nacht, und ich versuchte, das Schlafengehen so lange wie möglich hinauszuzögern. Irgendwann ging es nicht mehr, und wir ließen uns müde ins Bett fallen. Lange konnte ich aus Angst vor dem Unbekannten, das ich spürte, nicht einschlafen, doch letztendlich nickte ich doch ein.

In einer Traumvision sah ich einen älteren Mann mit rötlichgrauen Haaren am Fußende unseres Bettes stehen, der uns beobachtete. Er stand einfach nur still da und schaute auf unser –

sein - Bett. Seine Gedanken konnte ich spüren: „Wer sind sie? Warum sind sie hier?“ Aber er sagte nichts. Er blieb einfach nur stehen und schaute. Sonst nichts. Er ging nicht weiter, blieb einfach am Fußende stehen und schaute. Mir sträubten sich die Haare, ich starb fast vor Angst. Ich nahm mir vor zu schreien, damit er wegginge. Nach mühseligen Versuchen, wie wir sie nur im Traum erleben, schaffte ich es, dass ich von meinem eigenen Schrei erwachte. Mein Reisepartner natürlich auch, er war geschockt, da ich wohl schrecklich geschrien hatte - der Arme! Er stand auf, setzte sich auf meine Bettkante und fragte mich, was los sei.

Ich erzählte ihm meine Traumvision. Kaum hatte ich zu Ende gesprochen, fiel er mit seinem ganzen Gewicht (er war 1,85 m groß!) auf mich in Ohnmacht - warum, ist unklar, denn er war nicht krank. Das war nun wirklich keine Hilfe!

Er kam zwar bald wieder zu Besinnung, doch ich musste ihn verarzten und seinen Kreislauf stabilisieren. Wir gingen in die Küche, wo ich uns einen Tee aufgoss. Dann zogen wir uns warm an - es war drei Uhr morgens - und fuhren mit dem Auto zum Meer. Keine zehn Pferde konnten mich noch in dem Haus halten. Am Meer warteten wir, bis die Sonne aufging und die Nachtgeister vertrieb. Wir holten unser Gepäck und verließen diesen noch bewohnten Ort so schnell wie möglich.

Heute tut es mir leid, dass ich der noch dort weilenden Seele nicht geholfen habe. Ich hatte damals noch nicht die Möglichkeit dazu. Unser nächtlicher Besucher war wohl noch sehr nah an der

Erde, er hielt sich in seiner gewohnten Umgebung auf und wunderte sich zu Recht, warum Fremde in seinen Betten lagen. Und er war wirklich harmlos und ein friedliebender Mensch.

Metamorphose

In Budapest. Wir genossen die Plätze, den Tango, die Cafés. Mit einer Freundin machte ich eine Woche Urlaub in Ungarn. Dann fuhren wir an den Plattensee.

Jürgen, ein Freund, der in Deutschland mit Krebs im Krankenhaus lag, war seit zwei Tagen neben mir - ich fühlte ihn! Warum plötzlich? Hatte sich sein Zustand verschlechtert? Das konnte nicht sein! Anscheinend ging es ihm doch ganz ordentlich, wie mir ein gemeinsamer Freund berichtet hatte.

Vor sechs Monaten hatte Jürgen mich angerufen. Mein erster Satz, den ich gut gelaunt dahinsagte, war: „Hallo mein Lieber, gibt es dich überhaupt noch? Ich dachte schon, du wärst gestorben!" Wir lachten.

„Da könntest du nicht ganz falsch liegen", meinte er, „aus diesem Grund rufe ich dich an." Und so erzählte er mir, dass bei ihm Bauchspeicheldrüsenkrebs diagnostiziert worden war, der bereits Metastasen gebildet hatte. Er würde nicht mehr operiert werden. Er wollte mich treffen. Vor Beginn der Chemotherapie veranstaltete er noch ein Fest und lud mich dazu ein. Dennoch kam es nicht mehr zu einer Begegnung, denn seine Lebensgefährtin war sehr eifersüchtig, auf mich, da ich seine ehemalige, immer noch gute Freundin war. Sie ließ ihn nicht mehr mit mir telefonieren, und er durfte mich nicht sehen. Brav hielt er sich daran. Ein gemeinsamer Freund, selbst Arzt, informierte mich von da an regelmäßig über seinen Zustand. Er schien stabil zu sein.

Aber warum nun diese Nähe, so plötzlich? Es fühlte sich an, als suche er Hilfe. Als hätte er Schmerzen. Selbst als ich auf der Massagebank am Plattensee lag, erwischte ich mich dabei, dass ich in Gedanken ununterbrochen mit ihm redete. *Nein, das geht nicht, lass mich jetzt entspannen, meine Massage genießen!* Dann war er weg. Ich war irritiert. Nach kurzer Zeit war er wieder da. Was ist schon Zeit und Raum?

Am Abend konnte ich nicht schlafen. Ich träumte von ihm. Es war, als läge er im Sterben. Meine Freundin, mit der ich unterwegs war, musste sich immer wieder meine Sorgen anhören, dass ich den kranken Freund neben mir fühlte und nicht loswurde und wie mich das beunruhigte. Sie war schon etwas entnervt: „Ruf ihn doch an, dann weißt du es!" Ich erkläre ihr, dass seine Freundin das Telefon nicht an ihn weitergeben würde. Also ließ ich es sein.

Er und ich schauten zusammen einen Film an, unterhielten uns. Es war ein Film über das Leben in einer anderen Dimension, in der Tiefsee. Gezeigt wurden Forschungen über Energien, die uns zur Verfügung stehen könnten, über nicht zu erklärende leuchtende Tiefseefische, die Energie erzeugen, ohne dass bekannt wäre, woher diese niemals verlöschende Leuchtkraft kommt, weil in der Tiefe keine äußere Lichtquelle vorhanden ist. Werden wir in Zukunft dieses Geheimnis lüften und die Energie nutzen können?

Die Wirklichkeit verschwimmt. *Wir sind schon in einer anderen Dimension, können uns unterhalten, über weite Entfernungen, ohne Telefon.*

Meine Freundin schlief tief und fest.

Zwei Tage später fuhren wir nach Hause. Ich war hundemüde, als ich zu Hause ankam, wollte aber trotzdem noch tanzen gehen und mich ablenken. Ich konnte die Unruhe, die mich erfasst hatte, nicht mehr abschütteln. Ich musste es wissen Auf der Heimfahrt hatte es bei mir außer meinem kranken Freund kein Gesprächsthema gegeben.

In der Salsa-Diskothek stand ich zehn Minuten an der Bar, hatte keine rechte Lust zum Tanzen. Da kam eine Bekannte auf mich zu und fragte mich, ob ich auf die Beerdigung ginge.

Beim Tanzen haben er und ich uns kennengelernt. Es läuft unsere Lieblingsmusik. Ich werde aufgefordert, *tanze den Tanz – allein mit dir.*

Freunde haben mich angerufen, ich bin nicht zu deiner Beerdigung eingeladen worden. Bis über den Tod hinaus ist sie eifersüchtig. Grundlos. Ich bin trotzdem gekommen und begleite dich auf deinem letzten Weg. Die Beerdigung, die Halle, wo bist du, wo ist der Sarg? Was, so klein? Eine Urne, so klein bist du geworden? Sie haben dich so schnell verbrannt? Die rote Rose ist für dich. Die Liebe in meinem Herzen, sie bleibt für dich. Meine Güte, wo bist du nur? Wir gehen zum Grab, du gehst mit, ich spreche mit dir. Dann stehen wir, die Urne wird versenkt. Wo bist du? Plötzlich streichelt mich deine Hand über den Kopf, so wie du es immer getan hast, etwas väterlich, mit viel Gefühl. Ich schaue hoch, die Zweige der Trauerweide neben uns, haben sie meine Haare gestreift?

Es geht kein Wind, wir haben 35 Grad im Schatten. Wo bist du? Ein Krächzen, ein Rabe, allein auf dem höchsten Wipfel, schaut zu. Was, da oben? Wie schön, dass du da bist, dich zu spüren. Eine Taube würde nicht passen.

So verlief die Beerdigung meines Freundes.

In den folgenden Wochen war er - bzw. seine Seele - sehr nah bei mir. Er war noch immer sehr gegenständlich. Ich sah ihn, gut angezogen, wie immer, bei mir. Nichts trennte unsere Seelen. Keine Freundin, die eifersüchtig war. Für sie war er ja nun tot, so konnte er nicht mehr zu ihr gehen.

Du kannst dich nicht trennen von dieser Welt, hast deine schwarze Hose, dein Jackett an, italienischer Stil. Du liebst das. Eine Zigarette, ein Glas Rotwein. Du bist noch einige Zeit bei mir, wir unterhalten uns, sitzen zusammen auf dem Balkon, trinken Rotwein, den du so liebst. Ich weiß, du kannst ihn nicht mehr trinken. Trotzdem schenk ich ihn für dich ein. Komm, ich trink ihn für dich. Wir lachen, haben unsere Wortgeplänkel, auch über deine Unsichtbarkeit. Immer wieder ein Streicheln über meine Haare. Meine Haare fandst du wunderschön.

Nach ein paar Wochen veränderst du dich immer noch nicht, bleibst hier. Mein Schatz, du musst deine Augen öffnen, nein, nicht deine leiblichen Augen. Lass alles los, zieh deinen Anzug aus, du brauchst ihn nicht mehr, du brauchst deine Augen nicht mehr, deinen Körper. Formen werden sich verändern, Farben werden sich verändern, schau hin!

Er will es nicht. Ich helfe ihm, vergrabe mich eine Woche lang in meiner Wohnung und zeige ihm die Verwandlung. Ich zeige ihm Farben, die sich in andere Farben verwandeln, und Formen, die eine Metamorphose durchlaufen. Ich gestalte einen Entwurf für eine Glas-Stele, zeige ihm die Prozesse, die seine Seele durchlaufen wird, anhand des Entwurfes. Eine Woche Arbeit, abgeschottet von der Außenwelt.

*Das Kunstwerk für dich und deine Reise: „Metamorphose ins Licht". Ich schenk sie dir.**

Da ist ein Land der Lebenden,
und da ist ein Land der Toten.
Die Brücke zwischen ihnen ist die Liebe,
das einzig Bleibende – der einzige Sinn.[5]

[5] Thornton Wilder: *Die Brücke von San Luis Rey.* Übersetzt von Herbert E. Herlitschka. Frankfurt/M. und Hamburg 1955, S. 194.

*Auf der Homepage der Autorin: Glaskunst-Freiburg.de: *Glasstele „Metamorphose"*

3 Wege vor dem Leben

Die Seele sucht sich ein Elternpaar, das einigermaßen passende Voraussetzungen mitbringt für Erlebnisse, die die Seele auf der Erde machen muss. Wenn dann die körperlichen Gegebenheiten mit Eisprung, Sex und im optimalen Fall Liebe auch noch vorhanden sind, besteht die Möglichkeit, dass die Seele sich inkarniert.

Ich möchte nicht ausschließen, dass ungeborene Seelen sogar Paare zusammenbringen können, die die Voraussetzungen bieten, die benötigt werden. Durch unsere Gedanken können wir jedoch auch entsprechende Seelen einladen. Wir können als Eltern das Aussehen unserer Kinder imaginieren, also uns vorstellen, wie das Kind aussehen und was für Eigenschaften es haben soll. Leider habe ich das bei meinen eigenen Schwangerschaften noch nicht gewusst und angewandt. Nur in einem Punkt war ich mir sicher: Falls ich ein Mädchen bekommen würde, sollte es keine rotblonden Haare und hellblonde Wimpern und Brauen haben, das fand ich bei mir selbst als Kind schrecklich, und ich wurde deswegen auch viel geärgert. Sie sollten schöne dunkle Wimpern und Brauen haben, selbst wenn sie blond wären. Meine beiden Mädels hatten dann auch beide zwar blonde Haare, aber dunkle Wimpern und Brauen. Meine beiden blonden Jungs haben zwar helle Brauen und Wimpern, bei Jungen hat mich das aber nie gestört.

Inkarnationen

Bis 1978, bevor ich das erste Mal schwanger wurde, war ich der felsenfesten Überzeugung, dass ein Kind als unbeschriebenes Blatt zur Welt kommt und allein von den Eltern und der Umwelt geprägt wird – eine damals noch gängige entwicklungspsychologische Theorie. Aber eben nur eine Theorie. Am Ende meines Studiums diskutierte ich in meiner Prüfung mit dem Professor und vertrat eben diesen Standpunkt. Das Leben lehrte mich dann allerdings, genauer hinzuschauen.

Meine erste Schwangerschaft war schwierig. Ich wusste genau, dass das Kind ein Mädchen war, auch ohne Ultraschall-Information, die damals noch nicht üblich war. Kurz vor der Prüfung verstanden manche meiner Freunde nicht, dass ich das Kind austragen wollte. Doch ich war mir intuitiv sicher, dass ich nicht das Recht hatte, über dieses Leben zu entscheiden. Das ungeborene Kind hatte sich entschieden zu leben. Aus meiner Wohngemeinschaft musste ich nun ausziehen, und ich hatte alle Hände voll damit zu tun, meine Prüfung abzulegen, umzuziehen und gegenüber meiner Umgebung meinen Zustand zu verteidigen.

Die Schwangerschaft gestaltete sich dementsprechend schwierig. Es bestand ständig die Gefahr, dass sich das Kind wieder verabschieden würde. So lag ich lange im Krankenhaus, mit einem Stapel Prüfungsunterlagen, und die Ärzte hatten jede Hoffnung aufgegeben, dass mein Kind gesund zur Welt käme. Da sprach ich zu meiner Tochter: „Gut, du musst dich jetzt entscheiden. Wenn du gehen willst, dann darfst du gehen, wenn du aber bei mir bleiben willst, dann musst du dich jetzt festhalten." Ich ließ mir mein Fahrrad in die Klinik bringen und radelte nach Hause, meiner Prüfung entgegen. Die Geburt war dann zwar den Umständen entsprechend schwierig, aber meine Tochter ist letztendlich bei mir geblieben.

Als ich mit meinem zweiten Kind schwanger war, praktizierte ich jeden Tag Yoga-Übungen nach Leboyer, stand täglich bis kurz vor der Geburt einige Zeit im Kopfstand, so dass das Kind in meinem Bauch sozusagen einige Zeit im Schneidersitz mit dem Kopf nach oben saß. Nils wurde geboren, die Ruhe in Person. Er ist ein sehr spiritueller Mann geworden, unterwegs in der Welt, helfend und in Frieden lebend.

Bei der dritten Schwangerschaft machte ich mir im Nachhinein Gedanken darüber, dass ich bei der Konzeption ein weißes Licht wie einen Blitz direkt über mir an meiner linken Seite entlangschießen sah. Es war kein gezackter Blitz, sondern ein gerader, weißer Lichtstrahl, der an meinem Körper entlangschoss. Ich erschrak und konnte das nicht einordnen, schrieb mir jedoch den Tag auf, und beim späteren Zurückrechnen erkannte ich, dass genau in diesem Moment die Konzeption stattgefunden hatte.

Es war auffallend, dass ich mich in den Schwangerschaften jedes Mal so veränderte, dass ich an mir fremde Eigenschaften feststellte, die ich sonst nicht an mir kannte; bei jedem Kind andere. Ich bemerkte mit der Zeit auch Zusammenhänge zwischen Themen oder Dingen, die mich anzogen wie Magneten. Ein einfaches Beispiel war meine unbändige Lust auf Äpfel in der vierten Schwangerschaft, obwohl ich noch nie gerne Äpfel gegessen hatte. So musste ich in dieser Schwangerschaft jeden Tag wirklich viele Äpfel essen, um meine Lust auf Äpfel zu stillen. Mit dem Tag der Geburt war der Apfelspuk vorbei, ich konnte meine Apfelsucht nicht mehr verstehen. Meine heute 26-jährige Tochter Svanja kann jedoch auch heute noch keinen Tag ohne Äpfel verbringen, und auf Reisen musste ich mit ihr, auch wenn keine Äpfel in dem Reiseland wuchsen, so lange suchen, bis wir jeden Tag ihre Apfelration kaufen konnten.

Meine „Apfeltochter“ war ein sehr braves Baby. Und trotzdem hörte ich sie oft schreien. Wenn ich dann die Treppe nach oben rannte und in das Schlafzimmer blickte, wo ihr Bettchen stand, schlief sie selig. Das passierte mir sehr oft. Ich hörte ein Baby schreien, lief die Treppe hoch – nichts! Das verstand ich nicht. Mein Töchterchen lag schlafend im Bett.

In jener Zeit spürte ich beim Einschlafen ein Kind links oben neben mir. Ich begann mit dem Kind zu reden und empfing die

Mitteilung, dass es gerne zu mir kommen wolle. Ich erklärte ihm, dass ich jetzt eigentlich genug Kinder hätte, und hatte auch vor, die Türe der Empfängnis zu schließen. Die Seele blieb jedoch beständig an meiner Seite, drei Monate lang, bis ich einwilligte, sie könne kommen, müsse sich dann aber beeilen, bevor die Tür geschlossen sei.

Ja, sie - bzw. er, mein Sohn, - hat sich dann tatsächlich beeilt, und sofort nach der Konzeption wusste ich, dass die Seele jetzt in mir war. Warum? Ich weiß es nicht. Aber ich war mir absolut sicher. Als die Seele in mir war, entwickelte ich Kräfte, mit denen ich nie gerechnet hatte. Vorher hatte ich das Gefühl, eine fünfte Schwangerschaft würde ich nicht mehr schaffen, mit den vier kleinen Kindern, das Jüngste erst sieben Monate alt.

Aber wider Erwarten spürte ich Kräfte in mir, die ich nie hatte, ich hätte Bäume ausreißen und die ganze Welt umarmen können.

Das tat ich dann auch. Ich reiste nach Russland, managte eine Marionettenbühne mit Aufführungen und war unglaublich aktiv. Einen Tag vor der Geburt hatte ich einen Traum, in dem ich knietief im Wasser stand und meine in diesem Jahr gestorbene Großtante zu mir kam, mir bei der Geburt half und weiterging. Am nächsten Tag platzte meine Fruchtblase mit einer derartigen Wucht, dass ich gewissermaßen tatsächlich knietief im Wasser stand.

Die Geburt ging im Gegensatz zu den anderen vier Kindern rasend schnell, und ich sah dabei wirklich meine Großtante an mir vorbeigehen. Als dann mein jüngster Sohn, Ruben, geboren war, waren auch meine ungeheuren Kräfte wieder verschwunden. Der Junge war auf der Welt und schrie. Er schrie über Jahre hinweg, wir wurden auf einem Campingplatz fast gelyncht, weil er sich nachts nicht beruhigen konnte. Es war sein Schreien, das ich schon vor seiner Konzeption gehört und fälschlicherweise seiner Schwester zugeordnet hatte. Das war am Anfang sehr schwierig auszuhalten, aber je mehr er zu tun in der Lage war - krabbeln, laufen usw. - desto weniger schrie er und wandte seine Kräfte sinnvoller an.

Dass ich schon vor der Konzeption mit ihm sprechen konnte und ihn schreien hörte, zeigt, dass wir offenbar eine sehr enge Seelenverbindung haben, sonst wäre das nicht möglich gewesen.

So schwand meine Theorie der „unbeschriebenen Blätter" mit jedem Kind mehr. Inzwischen möchte ich sogar behaupten, dass die noch nicht geborene Seele die Frau, in die sie sich inkarniert, während der Schwangerschaft prägt. Eigenschaften und Eigenheiten der Kinder sind an der schwangeren Mutter und auch an dem Geburtsablauf abzulesen, sofern es keine Kaiserschnittgeburt ist. Ich bin nun seit über zwanzig Jahren auch als Pädagogin in der Kindererziehung tätig, und es gehört bei mir zum Standard, die Zeit der Schwangerschaft und den Geburtsablauf in die Beobachtung und Kinderbesprechungen einzubeziehen. Dabei ergeben sich meist wichtige Erkenntnisse und Erklärungen für die Persönlichkeit, die Wege und Eigenheiten des Kindes.

Schwangerschaftsabbruch

Ich schreckte aus dem Schlaf hoch. Der Angstschrei eines Kindes! Wo war das Kind? Ein Kind hatte mich gerufen. Das Kind mit den aufgerissenen Augen, das den Angriff, der da kam, überhaupt nicht verstand. „Was macht ihr mit mir? Warum?“ Ein langer Haken näherte sich ihm und wollte es verletzen. Ich sah diesen Haken auf mich zukommen, als sei ich das Kind, bis ich begriff! Das Entsetzen des Kindes war gleichzeitig mein eigenes Entsetzen, das mich nun ergriff. „Bitte, bitte, tut mir nicht weh!“

Meine Erschütterung drehte mir das Herz um, gelähmt vor Schmerz lag ich im Bett. Was für ein Kind hatte ich gehört? Wessen Angst gespürt? Nein, das konnte nicht sein! Noras Kind, es konnte nur Noras Kind sein. Aber warum? Sie wünschten sich ein Kind, und nun war sie schwanger. Sie hatten sich doch gefreut!

Das Kind hat Angst, es hat Todesangst. Sie tun dem Kind etwas. Sie töten es. Wie schrecklich! Mein Herz zerreißt. O Gott, der Wecker, ich muss unter die Dusche, arbeiten gehen. Das tränenüberströmte Gesicht im Spiegel, kalter Waschlappen auf die Augen drücken, Plan machen. Wasserkocher einschalten. Ich muss sie noch erreichen. Es geht niemand ans Telefon. Ich fahre zur Arbeit und weiß nicht, wie ich mit der Angst des Kindes in mir und diesem blanken Entsetzen, das sich in mir immer mehr ausbreitet, diesen Vormittag hinter mich bringen soll. Auf jeden Fall muss ich Nora erreichen, ihr von der Angst ihres Kindes erzählen und sie von ihrem Vorhaben abbringen. Wann endlich ist der Vormittag vorbei? Ich sitze im Auto und versuche auf allen Leitungen anzurufen, aber es meldet sich niemand. Ich schreibe eine SMS, sie solle dem Kind nichts antun, es hätte große Angst.

Nichts.

Wie unsäglich
Meine Schmerzen
Mein Herz
Das Kind
Das Entsetzen
Warum tut ihr mir weh?
Ich klingle an der Türe
Nichts

Ich sprach auf den Anrufbeantworter, fuhr am Mittag alle Krankenhäuser der Stadt ab, fragte nach Nora. Ich fand sie nicht. Zwei Tage nichts, kein Kontakt möglich. Das Kind war um mich, in mir, begleitete mich auf Schritt und Tritt. Mit großer Angst, verstand nicht, was passierte, immer wieder brach ich in Tränen aus. Ich schlief die folgende Nacht keine Minute. Die Trauer ließ Ströme von Tränen fließen, das Entsetzen war maßlos. Ich wusste nicht, wie ich die Nacht herumbringen sollte mit diesem Wissen, mit dieser Machtlosigkeit, diesen schrecklichen Schmerzen überall im Körper, vor allem im Herzen. Wie ein verwundetes Tier zog ich durch die dunkle Wohnung, legte mich wieder hin, weinte. Mir wurde klar, es war zu spät.

Ungefähr eine Woche später war ich wieder in der Lage, einigermaßen normal zu denken. Ich habe dem Kind oder der Seele erklärt, was passiert ist, habe mit ihm gesprochen, unsichtbar, in Gedanken, habe lichte Wesen und Engel gebeten, es abzuholen. Ich konnte die Seele des Kindes noch ungefähr zwei Monate wahrnehmen. Längere Zeit war sie noch sehr nah und hat nicht verstanden, dass sie keinen kleinen Körper mehr hatte und sich nicht weiter inkarnieren konnte. Die Trauer war groß. Dann entschwand sie langsam, Woche für Woche mehr, in einen für mich nicht mehr wahrnehmbaren Raum.

Das war das erste Mal, dass sich eine noch ungeborene Seele an mich wandte und ich eine Abtreibung miterleben musste - aus der Sicht und dem Gefühl der inkarnierenden Seele. Ich sage bewusst „musste", da dieses Erlebnis mit schrecklichen Schmerzen, die ich körperlich spürte, verbunden war. Warum muss ich diese Dinge erleben? Es ist zwar eine Besonderheit, so sensibel zu sein und für unser Erdendasein nicht sichtbare Dinge zu sehen, zu träumen oder zu fühlen, aber auf dieses Erlebnis hätte ich gerne verzichtet.

Bald danach war Nora wieder schwanger und hat das Kind, einen Jungen, zur Welt gebracht. Er erinnert mich sehr an diese zurückgewiesene Seele. Im ersten Lebensjahr schrie er sehr viel und wollte nicht schlafen. Oft brachte sie ihn zu mir, da er in meinen Armen ruhig wurde und einschlief. Wenn das Kind und ich uns sehen, schauen wir uns manchmal nur an, und ich spüre die große Liebe zwischen uns. Vor kurzem überraschte er mich, inzwischen fünfjährig, mit der Frage, ob er zu mir ziehen könne, wenn er groß sei, er würde gerne sein ganzes Leben lang, bis er stürbe, bei mir wohnen. Ich müsse ihm alles zeigen, was ich kann, er wolle alles von mir lernen und genau so machen wie ich. Eine unglaubliche Liebeserklärung!

4 Wahrträume

Wahrträume sind Visionen von später eintreffenden Ereignissen, die ich im Traum sehe. Dabei handelt es sich manchmal um einschneidende gesellschaftliche Katastrophen, wie die Atomkatastrophe Tschernobyl, manchmal um Todesfälle im Familien- oder Freundeskreis oder auch um karmische Beziehungen mit den Menschen in meinem Leben und das, was es karmisch mit ihnen aufzulösen gilt.

Manchmal überkommen mich Visionen auch im Tagesbewusstsein oder beim Malen von Bildern. So malte ich im Mai 1989 das Massaker auf dem Platz des Himmlischen Friedens in Peking, einen Monat bevor es stattfand, ohne zu ahnen, warum das Bild voll Blut war und was für eine Funktion die Friedenstaube, die so gar nicht passen wollte, hatte. Ich erschrak über mein Produkt, fand das, was darauf abgebildet war, schrecklich und stellte es in eine Ecke.

Vier Wochen später wusste ich, was ich gemalt hatte. Dass ich den Namen des Platzes dieses schrecklichen Geschehens als Friedenstaube symbolisiert hatte, war auch erst dann für mich schlüssig.

In Wahrträumen habe ich auch schon einige meiner alten Inkarnationen gesehen, Zusammenhänge erkannt und mit Erstaunen festgestellt, wie verschieden die Persönlichkeiten waren, die meine Seele annahm. Alte Inkarnationsverstrickungen werden mir gezeigt, damit ich sie in diesem Leben löse. Das ist nicht leicht, denn ich muss dazu nochmals in alte Gefühle und Schmerzen eintauchen, sie mit meinem heutigen Bewusstsein und Überblick durchleben, um sie zu verstehen und danach loslassen zu können.

Lange Zeit führte ich Traumtagebücher, denen ich solche Wahrträume oder Traumvisionen entnahm. Ich musste lernen, damit umzugehen, Dinge schon zu wissen, die ich mit anderen nicht teilen konnte und von denen keiner etwas wissen wollte, Visionen, in denen mir Ereignisse gezeigt wurden, die oft schmerzhafter Art waren und die ich am liebsten einfach beiseite geschoben hätte.

Oft habe ich mich gefragt, warum ich vor solchen Visionen nicht verschont wurde und warum gerade ich diese Ereignisse wissen sollte. Inzwischen ist mir klar, dass dies nur ein Schritt zu meiner Entwicklung und zur allgemeinen Menschheitsentwicklung hin zu mehr Bewusstsein und einer neuen Spiritualität ist.

Vielleicht wird es durch solche Träume und Visionen in Zukunft sogar möglich sein, selbst negative Visionen zum Guten zu wenden und die Zukunft durch unsere positiven Imaginationen zu gestalten.

Die Entdeckung verschiedener Traumebenen

Anfangs war Neugierde dabei - ich wollte meine Möglichkeiten entdecken. Mit vierzehn begann ich, meine Träume aufzuschreiben und zu trainieren, meine Träume im Bewusstsein zu halten. Das praktizierte ich so lange, bis ich mir jeden Tag bewusst in Erinnerung rufen konnte, was ich in der Nacht geträumt hatte. Verschiedene Traumebenen konnte ich damals noch nicht unterscheiden. Aber ich wollte mehr wissen.

So versuchte ich später als Studentin, den Vorhang zwischen den Welten gewaltsam zu öffnen, mit Drogen, die während der siebziger Jahre durch den „LSD-Papst“ Timothy Leary in Europa bekannt wurden. Ich beließ es aber bei einem Versuch, da es für mich inakzeptabel war, das Bewusstsein dabei zu „verlieren“ und Kontrollfunktionen des Körpers und des Geistes auszuhebeln. Für mich war danach vollkommen klar, dass die Wahrnehmung der anderen Welt(en) nur stückweise erworben werden kann, und immer nur so weit, wie das Bewusstsein und das Gefühl in der Lage sind, mitzugehen. Alles andere führt zu einer Abspaltung eines Teils des eigenen Wesens und zu daraus resultierenden psychischen Erkrankungen.

Geträumte Zukunft

Ab meinem vierundzwanzigsten Lebensjahr entdeckte ich, dass die Träume unterschiedlich tief und intensiv waren, und ich beobachtete dieses Phänomen. Durch das Studium der Anthroposophie wurde meine Beobachtungsgabe der feinstofflichen Welt noch mehr geschult, und mittels verschiedener Meditationstechniken kam ich den Ursachen und Wirkungen verschiedener Inkarnationen näher. Tägliche kleine Übungen am Abend, die ich jahrelang durchführte, schärften meine Traumvisionen noch mehr, sodass ich die Traumebenen unterscheiden lernte und mit Bewusstsein durchdringen konnte.

Als ich dann schon Mutter von drei Kindern war, erzählte mir ein Freund bei einem Weihnachtsbesuch, Rudolf Steiner, ein großer, hellsichtiger Geist, der Anfang des zwanzigsten Jahrhunderts die Anthroposophie begründete, habe einmal gesagt, es sei möglich, in den dreizehn heiligen Nächten, also zwischen Heiligabend und Dreikönige, die Geschehnisse des kommenden Jahres zu träumen. Jede Nacht symbolisiere dabei einen Monat. Er würde schon seit Jahren jeden Traum aufschreiben und hätte festgestellt, dass es funktioniere.

Das musste ich logischerweise sofort probieren und vor allem überprüfen. Das war ja unglaublich! Trotz der vielen Aufgaben als Mutter und im Beruf – ich arbeitete damals als Waldorflehrerin an einer Schule für Erziehungshilfe – war mein Interesse sofort geweckt. Den Luxus, über Träume nachzudenken, hatte ich mir schon seit langer Zeit nicht mehr zugestanden.

Von da an notierte ich also jedes Jahr die Träume und Bilder der dreizehn heiligen Nächte. (Das tue ich auch jetzt noch.) Und es klappte tatsächlich! Die Bilder der Träume waren oft unverständlich, und wenn ich sie nicht notiert hätte, wäre mir die Deutung nicht möglich gewesen. Später aber, in dem Monat, wenn etwas Einschneidendes geschah, holte ich mein Traumbuch hervor und schlug nach. Was ich dann las, war die genaue Beschreibung des Ereignisses in Bildern. Mit den Jahren wurden die Bilder sehr deutlich, und ich lernte, sie zu lesen und zu deuten.

Was mich allerdings sehr beschäftigte, ärgerte und was ich nicht akzeptieren wollte, war die Tatsache, dass die Zukunft, die ich träumte, von mir nicht verändert werden konnte. Ich war nicht in der Lage, Ereignisse, von denen ich rechtzeitig wusste, zu verhindern. Das verstand ich nicht. Warum sollte ich die Dinge überhaupt vorher wissen? Wenn ohnehin nichts verändert werden konnte, was für einen Sinn hatte dann diese Traum-Seher-Gabe?

Nur ein einziges Mal habe ich erlebt, dass ein Ereignis mit himmlischer Hilfe abgewendet werden konnte – es betraf meinen Sohn Nils.

Nils

In einer der dreizehn heiligen Nächte, die den November[6] symbolisierten, also in der elften oder zwölften Nacht nach dem Heiligen Abend, träumte ich, dass Nils einen Unfall hatte und so furchtbar auf seinen Kopf fiel, dass er starb. Der Schmerz war unerträglich für mich, ich wachte stöhnend auf, und es gab danach keinen Tag in diesem Jahr, in dem ich nicht besonders auf meinen Sohn achtete, etwaige Gefahren aus dem Weg räumte und betete, dass er verschont werden möge. Ich habe mit der nicht sichtbaren Welt diskutiert und in Gedanken um mein Kind gekämpft und erklärt, es käme ganz und gar nicht infrage, dass es mir genommen würde. Jeden Tag bat ich um Schutz und darum, dass der Traum nicht wahr werden möge. Ich war auch ärgerlich und machte deutlich, dass ich das nicht akzeptieren würde.

Ende November war es sehr kalt geworden und an der Zeit, die Winterkleider der Kinder vom Dachboden zu holen. So zog ich die Klappe mit der Ausziehleiter herunter, stieg auf den Dachboden und wollte die Umzugskartons mit den Schneeanzügen, Handschuhen und Winterstiefeln heruntertragen. Eine Kiste war ungewöhnlich schwer, ich konnte sie kaum heben. Als ich die Treppe mit der schweren Kiste nach unten stieg, brach der Boden

---

[6] Die dreizehn Heilige Nächte dauern vom 24. Dezember bis zum 6. Januar. Die Nacht vom 24. auf den 25. Dezember symbolisiert den Januar, die nächste den Februar usw. Ein Monat wird mit der Anzahl der Tage eines Mondmonats, also 28 Tagen, gerechnet, deshalb ergeben sich dreizehn und nicht zwölf Nächte.

durch, und der Inhalt fiel von der Leiter auf den Boden. Irgendetwas krachte schrecklich. Ich stieg vollends hinunter und untersuchte den herausgefallenen Haufen Schneeanzüge. Da sah ich den Kopf von Nils – den fünf Kilogramm schweren Kopf meines Sohnes aus massivem Ton, den ich 1981 aus Ton plastiziert hatte, als Nils drei Jahre alt war. Er war in Hunderte kleine Stücke zersprungen.

Ein Dankgebet entströmte meinem Herzen …

Sie haben mich erhört!

Heute noch bin ich überzeugt davon, dass meine Gebete das Schicksal in diesem Jahr veränderten. Die Jahre danach allerdings fiel Nils unzählige Male auf den Kopf und verletzte sich jedes Mal so schwer, dass er genäht werden musste. So lernte ich in jeder Stadt, in der wir wohnten, nicht nur ein Krankenhaus von innen kennen. Ich vermag wirklich nicht mehr zu sagen, wie oft dieses Kind genäht werden musste, vielleicht sieben Mal oder mehr. Seine Kopfhaut ist heute noch voller Narben. Als er fünfzehn Jahre alt war und bei einem Sprung im Schwimmbad mit dem Kopf auf dem Rand aufschlug, hatte er mehrere Schutzengel bei sich, die ihn beschützten. Dieses Kind durfte nicht sterben!

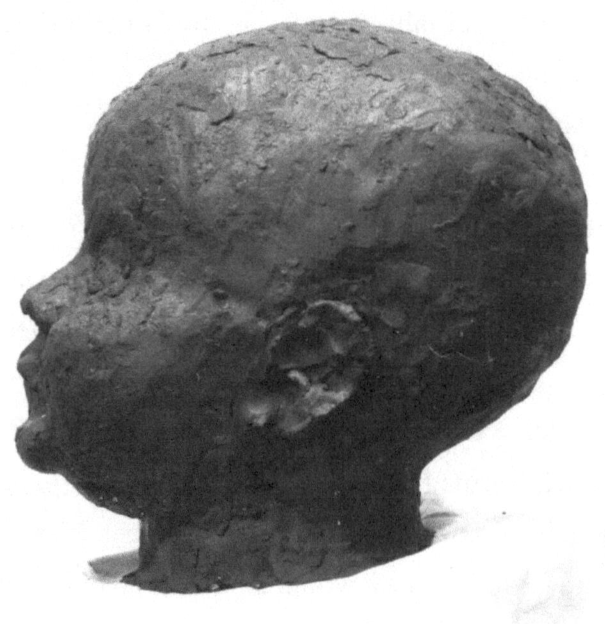

Tonplastik: „Nils"

Tschernobyl 1986

Die Bilder dieses Wahrtraumes träumte ich in der Nacht des 28. Dezembers. Mir war danach nicht mehr sehr weihnachtlich zumute, da ich im Traum einen Teufel sah, fürchterlich tanzend in loderndem Feuer. Heute noch fällt es mir schwer, an diesen schlimmen Traum zu denken.

In diesem Traum lebte ich mit anderen in einem Haus, und alle hatten Angst vor einem Feuer, das draußen wütete. Es hieß, wir dürften nicht aus dem Haus gehen, es sei gefährlich, und wir sollten die Fenster schließen und mit schwarzem Papier zukleben, der Teufel sei draußen. Eine immense Wut stieg in mir auf. Ich hatte keine Angst vor dem Teufel! So nahm ich eine Scheuerbürste, ging draußen den Weg entlang und erblickte einen rotgelben Feuerschein. Ich ging näher heran und sah ein Inferno, eine brennende Ruine, in der ein Teufel wild tanzte und sich angsteinflößend gebärdete. So nahm ich meine Scheuerbürste und warf sie voller Wut in Richtung des Teufels. Allerdings war die brennende Ruine mit dem Teufel so weit weg, dass die Scheuerbürste den Teufel nicht traf. Ich konnte also rein gar nichts ausrichten.

Völlig verwirrt und ohne die geringste Ahnung, was dieser Traum bedeuten könnte, wachte ich am nächsten Morgen auf und notierte ihn brav zu der geträumten Nacht in besagten dreizehn heiligen Nächten. Ich konnte mir rein gar nichts unter diesen Bildern vorstellen, ich benutzte nie eine Scheuerbürste!

Sehr lange musste ich nicht warten, bis mir der Sinn dieses Traumes klar wurde: Ende April explodierte der Atomreaktor in Tschernobyl bei einem „Ernstfall-Versuch", und ich erlebte dieses schreckliche Unglück mit der Naivität, mit der ich auch dem Teufel im Traum gegenübergetreten war und gedacht hatte, ich könne ihn verjagen oder töten, indem ich ihm einfach eine Scheuerbürste entgegenschleuderte. Der Respekt vor der Größe dieses Teufels fehlte mir, wie mir auch der Respekt vor den radioaktiven Wolken über Freiburg fehlte.

Als die Wolken bei uns ankamen, hatten wir den ersten sonnigen Tag nach drei Wochen Regen. Ich wollte unbedingt hinaus in die Sonne. Die Radiomeldungen nahm ich nicht ernst – ich war überzeugt davon, dass meine Geisteskraft ausreichen würde, der Radioaktivität entgegenzutreten.

Auffallend war, dass auf der angrenzenden Wiese mit den Obstbäumen kein einziger Vogel zu sehen war, kein Gezwitscher, nichts, nur eine seltsame Stille. Sie waren einfach weg. Ich machte mir leider nicht viele Gedanken darüber, muss allerdings auch sagen, dass keinerlei Erfahrungen mit ausgetretener Radioaktivität bekannt waren. So setzten wir uns an jenem Tag auf unsere Terrasse unter den Sonnenschirm und aßen Kuchen. Mein zwei Jahre kleiner Sohn Jakob spielte im Sandkasten, der nicht vom Sonnenschirm geschützt wurde. Die Radiomeldungen, das Haus nicht zu verlassen und Türen und Fenster verschlossen zu halten, ignorierten wir. Man sollte die Schuhe und Kleider waschen, bevor man ins Haus ging, am besten Regenmäntel und Gummistiefel anziehen, so sei das Abwaschen leichter. Doch ich zog es vor, die Scheuerbürste gegen den Teufel zu werfen, bzw. ich dachte, die Radioaktivität kann uns nichts anhaben, ich setze meinen Geist dagegen.

Nach ein paar Tagen zeigte Jakob, unser damaliger Jüngster, starke Reaktionen: Alle zehn Fingerspitzen schwollen rot an, sein Mund ebenfalls. Das wurde immer stärker, die Haut schälte sich an allen Fingern ab, doch wir brachten das zunächst nicht in einen Zusammenhang mit den radioaktiven Wolken. So klärte uns die Kinderärztin, die wir hinzuziehen mussten, darüber auf, dass diese Symptome bei vielen Kindern aufgetreten waren, und erklärte uns, wie wir sie behandeln könnten. Jakob erhielt Einreibungen mit Moor-Öl, und wir kauften spezielle Torfdecken, die vor Strahlungen schützten. Ich hatte den Teufel nicht ernst genommen, das war der springende Punkt.

Vier Jahre später reiste ich in einer Delegation von Pädagoginnen nach Kiew und Donezk in die Ukraine, wo ich ein Lehrerseminar über alternative Pädagogik leitete, und lernte den erstbehandelnden Arzt der Feuerwehrleute von Tschernobyl, Valentin Bjelokons, kennen. Zu jener Zeit waren schon alle Feuerwehrmänner tot, die er behandelt hatte, und er selbst ebenfalls hoch verstrahlt.

In keiner russischen Zeitung hatte man zur Zeit des Unglücks lesen können, was sich tatsächlich ereignete. Und dass die verstrahlen Wolken, die Richtung Moskau zogen, über Weißrussland „geimpft“ wurden, um dort und nicht über Moskau abzuregnen, haben wir von ihm erfahren. Große Teile Weißrusslands sind immer noch hoch belastet. So kam ich in sehr engen Kontakt mit den Auswirkungen des „Teufelstanzes“, und spätestens in den vollen Kinder-Krebsstationen, die unsere Delegation besuchte, wurde mir meine Fehleinschätzung der Macht des im Feuer tanzenden Teufels bewusst - und meine Naivität.

Goldene Masken

Auch dieser Traum erschien mir in einer der besagten dreizehn heiligen Nächte. Ich war in einem verwinkelten Haus mit mehreren Ebenen. Dort spazierte ich herum und schaute mich um. Eine Treppe führte nach unten. Als ich diese Treppe nach unten ging und nachschauen wollte, was sich dort befand, sah ich schon von weitem einen aufgebahrten Sarg. Ich fragte mich, wer gestorben war, und schaute genauer hin. Da sah ich daneben einen weiteren Sarg mit einem Toten darin. Das Ganze war etwas verschwommen, und ich ging weiter in den nächsten Raum, in dem noch ein weiterer Sarg stand und daneben ein kleiner Kindersarg. Mir graute davor, doch ich wollte sehen, wer darin lag.

Als ich vorsichtig nachschaute, sah ich, dass goldene Masken die Gesichter der Toten bedeckten. So konnte ich „Gott sei Dank“

nicht erkennen, wer es war. Voller Grauen wandte ich mich ab und wachte auf. Ein schrecklicher Traum! Das folgende Jahr war für mich furchtbar, und ich empfand im Januar nicht das geringste Fünkchen Vorfreude auf das, was kommen würde. Das änderte sich auch nicht in den nächsten Monaten, in denen ich die schrecklichen Geschehnisse erwartete, die ich nicht beeinflussen konnte. In jenem Jahr starben vier Menschen aus meinem Verwandten- und Freundeskreis, darunter auch das Kind eines Freundes. Es wurde tot geboren.

Nach diesem Traum war ich schockiert angesichts der Brutalität des Vorausträumens, meiner Hilflosigkeit und der Unabänderlichkeit der Geschehnisse.

Ich wollte meine Ruhe haben vor diesen Dingen, nichts mehr vorher wissen. „Lasst mich in Ruhe damit, ich will nicht mehr!" – Das waren meine Gedanken. Ich wollte in Ruhe und Frieden mein Leben führen, mir keine Sorgen machen müssen. Ich hatte genug mit meiner Familie und meinen Kindern zu tun.

So führte ich in Gedanken eine ernste Unterredung mit den Engeln bzw. mit denjenigen, die mir diesen Einblick in die Zukunft verschafften, und forderte sie auf, den Vorhang zuzuziehen. Ich hatte genug gesehen. Ich wollte in der sichtbaren Welt bleiben und nichts mehr davon wissen, was in anderen Dimensionen vorging. Es nahm mich doch zu sehr mit.

Und so geschah es dann auch. Mehrere Jahre kümmerte ich mich nicht mehr um meine Träume. Vielleicht zog ich auch selbst den Vorhang zu und ließ nichts mehr durch? Ich denke, so war es.

Ich fühlte mich auf jeden Fall nicht - oder noch nicht - stark genug für diese Einsichten, die ich ohnehin mit niemandem teilen konnte.

Vorausschauend zu sein ist eine sehr zweischneidige Gabe. Auf der einen Seite erhält man Zeichen und Einblicke in Dinge, die geschehen werden, und auf der anderen Seite muss man die Last tragen, die kommenden Geschehnisse nicht verändern zu können. Auch heute noch sind für mich Wahrträume belastend, obwohl ich inzwischen gelernt habe, für diese Zukunftshinweise dankbar zu sein und mich auf so manch kommendes Ereignis besser vorbereiten kann.

Kurz und gut, ein paar Jahre später fühlte ich mich wieder stärker und gab „drüben" Bescheid, dass der Vorhang wieder geöffnet werden könne. Prompt setzten die Träume wieder ein, bzw. ich erlaubte meinem Bewusstsein wieder, unsichtbare Welten wahrzunehmen.

Wenn es aber doch angenehmer ist, nichts zu wissen und unbelastet in die Zukunft zu schauen, warum habe ich dann überhaupt darum gebeten, dass der Vorhang wieder geöffnet wird? - Das Gesetz der Bewusstseinsentwicklung erlaubt es nicht, rückwärts zu schreiten, also seine einmal erlangten Gaben freiwillig abzugeben. Das wäre vergleichbar damit, sich von der Menschheitsstufe wieder auf die Primatenstufe zurückzubegeben. Aus diesem Grunde müssen wir lernen, mit den durch viele Inkarnationen gebildeten Fähigkeiten umzugehen und damit uns, unsere Umgebung und die Welt zu verändern und weiterzuentwickeln.

Abschied

Es war wieder Weihnachtszeit, und es kamen die Nächte, in denen der Himmel die Erde berührt und wir Engel in unseren Wohnzimmern aufhängen. Ein Teil meiner Kinder war beim Großvater, um mit ihm Weihnachten zu feiern, die Übrigen waren bei mir und meiner Verwandtschaft.

Mein Schwiegervater war ein sehr sensibler, feinfühliger Mensch. Er liebte sein Tennis, sein Billardspiel und seinen großen Garten. Wir mochten uns von Herzen, obwohl wir oft verschiedener Meinung waren und auch sehr kontrovers diskutierten (er verfocht meist einen sehr materialistischen, logischen Standpunkt).

Vor einiger Zeit hatte er einen Schlaganfall, der ihn bei der Gartenarbeit „erwischte". Leider hatte ich keinen Kontakt mehr zu ihm, seit die Familie auseinandergebrochen war, und so hörte ich immer nur indirekt über meine Kinder von den Entwicklungen.

Wir feierten ein schönes Weihnachtsfest und übernachteten auf Matratzen im Arbeitszimmer meines Bruders. In einer der beiden Nächte, als wir dort schliefen, träumte ich von meinem Schwiegervater.

Er stand direkt vor mir, und wir waren intensiv in ein Gespräch vertieft. Wir führten eine Diskussion, und die Situation war so real, wie es eigentlich nur die Wirklichkeit sein kann. Er sprach mich nicht auf die Trennung von seinem Sohn an, und ich merkte, dass ihn nicht interessierte, wer die „Schuld" hatte an der Trennung, dass er sich aus dem Thema völlig heraushielt. Wir unterhielten uns sehr lange und als ich erwachte, war ich höchstverwundert, dass mein Schwiegervater nicht immer noch vor mir stand.

Meine unmittelbare Frage war: „Was war das? Warum träume ich von ihm?“ Die Antwort stieg in mir auf: „Er hat sich von mir verabschiedet!“

Das konnte doch nicht wahr sein! Es ging ihm gut, wie ich wusste. Und trotzdem überkam mich Trauer. Ich würde mich nach seinem Befinden erkundigen, sobald wir wieder zu Hause waren. Bei unserer Rückkehr empfingen meine Kinder mich schon mit der Nachricht, dass sich der Großvater mit einer Grippe angesteckt hätte, es ginge ihm sehr schlecht.

Eine Woche später kam mein Schwager zu Besuch und erzählte mir nochmals die Geschichte. Ich sagte ihm, dass sein Vater sterben würde, aber er tat das vehement ab und behauptete, diesem ginge es schon wieder viel besser. Ich erzählte ihm von dem Traum, aber er wollte ihn nicht hören. Er glaubte nicht an solch „esoterisches, nicht beweisbares Zeug“, wie er sagte.

Tage später verschlechterte sich der Zustand meines Schwiegervaters wieder, und zwei Wochen später starb er. Nicht alle seine Enkel konnten sich noch von ihm verabschieden, und auch ich hatte leider keine Gelegenheit mehr dazu. Ich erwies ihm jedoch noch die letzte Ehre und ging auf seine Beerdigung. Er lag schön mit seinem warmen Lieblingspullover in dem Sarg. So habe ich ihn wenigstens noch gesehen. Doch der eigentliche Abschied hatte schon im Traum stattgefunden. Das Traumbild von ihm ist immer noch lebendig in mir, und wenn ich mich an ihn erinnere, dann so, wie wir uns im Traum unterhalten haben, wie er dort vor mir stand. Dann wird mir bewusst, wie nah wir uns in dieser Verabschiedung waren in unserer Herzensliebe zueinander.

Kinder sehen mehr

Werdet wie die Kinder, so werdet ihr ins Himmelreich eingehen, sagte Jesus Christus sinngemäß. Das klingt zunächst etwas naiv in unserer Kultur. Wenn wir diese Aussage allerdings unter spirituellen Aspekten anschauen, erhält sie eine völlig andere „(Be-)Deutung". Kinder haben zunächst noch keine Vorstellungen von der Welt, und da alles, was sie wahrnehmen, für sie Wirklichkeit ist, unterscheiden sich ihre Wahrnehmungen wesentlich von denen der Erwachsenen. Sie träumen, sind noch in anderen Welten, ihren Spielen. Kinder sind für alle Eindrücke offen und unvoreingenommen. Lassen Sie uns das von den Kindern lernen!

Wie bereits erwähnt (siehe Kap. 2), hatte ich einmal die Möglichkeit, mich in verstorbene Seelen einzufühlen und nachzuempfinden, wie es für sie ist, wenn sie nicht gesehen, nicht gehört werden und wenn ihre Blicke von Freunden und Bekannten nicht erwidert werden. Ich war danach froh, wieder in der materiellen Wirklichkeit anzukommen und einen Körper zu haben, der für andere sichtbar ist, eine Stimme, die die Menschen hören können, und Augen, die eine Reaktion bei meinen Mitmenschen auslösen.

Das Interessante an dieser Erfahrung war, dass mich sehr kleine Kinder sehen konnten, die Erwachsenen aber durch mich hindurchschauten. Die kleinen Kinder lächelten zurück, wenn ich sie anlächelte, sie erwiderten meinen Augenkontakt, den sie offensichtlich spürten oder sahen, reagierten jedoch irritiert, wenn ich sie ansprach. Ihre Augen wurden unruhig, dann schauten sie weg.

Warum nehmen kleine Kinder diese Dinge anders wahr als Erwachsene? Wie ist das zu erklären? Ich deute das dahingehend, dass sich kleine Kinder noch eher an den körperlosen Zustand erinnern und keinerlei materielles Weltbild haben. Alles, was sie wahrnehmen, ist für sie wirklich und lebendig: Der Tisch ist schuld, wenn sie sich daran stoßen – mitunter schlagen sie den Tisch sogar zurück. Träume können von kleinen Kindern ebenfalls noch nicht von der Wirklichkeit unterschieden werden, und wenn wir ihnen sehr genau zuhören, erzählen sie nicht selten aus vergangenen Leben, von dem, was sie einmal waren.

Eine meiner Schülerinnen der ersten Klasse hat mir einmal erzählt, sie sei die Dienerin einer Prinzessin gewesen. Das wollte sie dann auch an Fasching werden. Auf meine Frage, wer denn dann die Prinzessin sei, meinte sie, das wisse sie nicht. Ein höchst ungewöhnlicher Wunsch für ein kleines Mädchen! Ein Junge aus derselben Klasse fragte mich, ob er mein „Dienerchen" sein dürfe.

Die Frage überraschte mich sehr, und ich willigte schmunzelnd ein, wusste allerdings anfangs nicht, was er damit meinte. Dieser Junge hat dann seine ganzen vier Grundschuljahre in größter Aufmerksamkeit damit zugebracht, mir neben seinen zu bearbeitenden Aufgaben jeden Wunsch zu erfüllen. Er erkannte auch auf größere Entfernungen (er saß in der letzten Reihe), wenn mir etwas vom Schreibtisch glitt, sprang dann auf und hob es auf, übernahm fast streitbar alle Aufgaben, wenn es etwas zu erledigen gab, und war nahezu beleidigt, wenn jemand anderes aus der Klasse einen Auftrag von mir erhielt.

Kinder erzählten mir manchmal von unsichtbaren Freunden, die nur sie sehen können, sie kennen deren Namen, sprechen und spielen mit ihnen. Sie beschreiben genau deren Eigenschaften. Wenn wir lernen, diesen Geschichten zu lauschen, können wir viel über die vorherigen Inkarnationen dieser Kinder und die sie begleitenden Seelen erfahren. Im Spiel können wir beobachten, dass Kinder Dinge spielen, von denen sie aus ihrer aktuellen Erdenerfahrung nicht wissen können.

Einer meiner Söhne spielte zum Beispiel immer Krieg und funktionierte sich alle möglichen Gegenstände aus der Küche zu Gewehren und Pistolen um. Diese Kriegsspielzeuge konnte er unmöglich von seiner Umgebung haben. Wir besaßen weder einen Fernseher, noch hatten seine beiden älteren Geschwister jemals über den Krieg gesprochen oder Krieg gespielt. Er war auch noch nicht im Kindergarten. Seine noch unverdauten Kriegserlebnisse musste er also von früher mitgebracht haben. Und tatsächlich hatte ich, als ich mit diesem Sohn schwanger war, oft Verfolgungsträume, davon, dass neben mir Bomben einschlugen und ich mich in die Erde eingraben und ständig verstecken musste.

Meine Patentante

Maria begann ihren letzten Weg zu gehen. Sie wurde in die psychiatrische Klinik gebracht. Man sagte ihr, sie werde zu einer Untersuchung gefahren. Dann ließ man sie dort. Allein. Zutiefst enttäuscht über das Verhalten ihrer Nächsten, so traf ich sie dort. Ich wollte ihren Wunsch erfüllen und sie heimholen, um mit ihr das Weihnachtsfest zu feiern, damit sie sich von ihrer Wohnung und den Menschen im Dorf verabschieden konnte, wollte mit ihr einen Übergang zum allerletzten Lebensabschnitt gestalten, der für sie gut gewesen wäre. Doch es war nichts zu machen, mir waren die Hände gebunden. Sie hatte alle Vollmachten abgegeben. Ich erklärte ihr das, und wir weinten beide sehr enttäuscht über das Verhalten ihrer Angehörigen. Ich sagte ihr, wie lieb ich sie hätte, und bedankte mich noch bei ihr für alles, was sie mir Gutes im Leben getan hatte. Das kam bei mir aus tiefstem Herzen.

Nun ist es aber so, dass der letzte Zustand vor dem Sterben sehr wichtig ist für die Gehenden, da zunächst dieser Eindruck mit hinübergenommen wird, sei es Schmerz oder Zufriedenheit. Das habe ich immer wieder bei den gegangenen Seelen und auch selbst bei meinen eigenen Toden in früheren Leben erlebt (s. zum Beispiel Kap. 5, „Reise in die letzte Inkarnation“ - die schmerzende Wunde des Erschießens, die ich in die jetzige Inkarnation mitnahm). Eine liebevolle Sterbebegleitung speichert die Seele genauso wie das Gefühl, sie sei abgeschoben worden.

Die Seele meiner Patentante hat sich entsprechend dem erlebten Schock schnell aus dem Körper verabschiedet. Wir Menschen nennen dies dann schnell fortschreitende Demenz. Bei einer Demenz löst sich die Seele Schritt für Schritt aus dem Körper, bis dieser allein gelassen vor sich hinvegetiert und schließlich stirbt.

Sieben Monate später verließ Maria ihren Körper vollständig und ging. Es war das Beste, was sie unter diesen Umständen tun konnte. Sie hatte den Impuls mitgenommen: „Ich habe einen Fehler begangen.“

Zwei Monate später war sie da, kurz vor dem Einschlafen. Sie war mir sehr nah, ich konnte sie sehen. Es war zwar dunkel, so konnte ich sie nicht mit den Augen sehen, aber ich spürte sie deutlich und hatte den Eindruck, sie zu sehen. Sie wollte mir unbedingt noch etwas von ihren Wertgegenständen schenken, aber ich habe ihr erklärt, dass das nicht mehr möglich sei, und sie war sehr traurig. Ich konnte sie trösten und darauf hinweisen, dass am Ende materielle Werte nicht wichtig sind, das müsse sie doch jetzt wissen. Wir weinten noch einmal zusammen. Die Nähe und Liebe, die zwischen uns war, berührten mich sehr.

Am nächsten Tag erzählte mir meine Mutter, die ihre Schwester ist, in einem Telefongespräch, ohne dass ich ihr gegenüber mein Erlebnis vom Vorabend erwähnt hatte, dass meine Patentante bis kurz vor ihrem Tod bei jedem ihrer Besuche immer wieder zu ihr gesagt habe: „Die Christa muss noch etwas bekommen, der Betreuer soll ihr noch etwas geben." Kurze Zeit später erhielt ich auf Umwegen den völlig verbogenen, abgetragenen Ring meiner Patentante, den sie immer an ihrem linken Ringfinger trug. Er hatte einen grünen Stein. Es stellte sich heraus, dass der Stein ein Turmalin oder Topas war. Ich nahm den Stein heraus und drehte ihn um. Auf der Unterseite war der Schliff weit schöner als auf der oberen, sichtbaren Seite. So ließ ich den Stein neu polieren und mit der Unterseite nach oben in neues Gold fassen, so, dass die vorher unsichtbare Seite nun sichtbar war. Ein schönes Symbol für die Seele meiner Patentante: Die im vergangenen Leben nach außen nicht sichtbare Seite strahlt nun in neuer Schönheit.

5 Karma-Begegnungen

Eine weitere Aufgabe auf meinem spirituellen Weg war es, Verknotungen und Verstrickungen alter Inkarnationen zu lösen, frei zu werden von Abhängigkeiten und Süchten, deren Grund häufig in vergangenen Inkarnationen liegt. Starke Gefühle, die plötzlich in Begegnungen auftauchen, zeigen uns, dass eine alte Verbindung, welcher Art auch immer, vorhanden ist. Und wo könnten wir solche alten, ungelösten Bindungen besser bearbeiten als innerhalb einer Familie oder einer Frau-Mann-Beziehung? In diesen Beziehungen sind wir am ehesten bereit, an uns zu arbeiten und uns zu verändern. Deshalb tauchen Seelen, mit denen wir noch ein „Hühnchen zu rupfen" haben, auch in unserer nächsten Umgebung, in unserer Familie auf: als Kinder, Eltern, Verwandte oder Partner. Wo könnten sich eventuell sogar ehemalige Feinde besser kennenlernen und näherkommen?

Durch diese Phase der Entwicklung musste ich auf das Intensivste gehen, um meine Seele zu reinigen und bereit zu sein, mit den immer stärker auftauchenden Heilkräften (siehe Kap. 6) in der richtigen Weise umzugehen. Je mehr die Seele, durch die ein

Heilstrom fließen kann, selbst gereinigt ist, desto klarer kann die Energie durch sie weitergegeben werden. Bei sogenannten energetischen Heilungen besteht ja meistens die Gefahr, dass ungeklärte karmische Themen der Heilperson an den Patienten weitergegeben werden. Das habe ich leider sehr häufig beobachtet, und deswegen gehe mit diesem Thema auch sehr vorsichtig um. Insofern bin ich dankbar für meine Träume, denn sie helfen mir, mich von altem Karma zu befreien, alte Muster und Seelenanteile loszulassen!

Jürgen

Jürgen, ich hab dich sofort erkannt. Du wärst etwas für mich. Wir passen. Durch das Fenster sah ich dich. Wir würden uns kennenlernen, da war ich mir sicher. Dass ich dich schon lange kannte, wusste ich damals noch nicht. Du zogst mich an wie der große Magnet, mit dem meine Mutter früher immer die versteckten Stecknadeln im Teppich herauslöste.

Nach einem Jahr sahen wir uns wieder, zur gleichen Zeit am gleichen Ort. Wir kamen gleichzeitig aus verschiedenen Richtungen und gingen direkt aufeinander zu, ohne verabredet zu sein. Von da an waren wir zusammen, mehr oder weniger, so wie du es eben konntest. Nach einem weiteren Jahr mehr. Wir führten eine Wochenendbeziehung.

Wenn es uns gut ging, trafen wir uns, wenn wir schlechte Laune hatten, nicht.

Jürgen mochte keine Auseinandersetzungen. Er mochte auch keine schlechte Laune. Obwohl er oft selbst niedergedrückt war, überspielte er es mit Witzen und zeigte sich nach außen gut gelaunt. Das funktionierte. Weniger funktionierte es, wenn es mir schlecht ging. So hatte ich einmal große existenzielle Sorgen mit einem meiner Söhne, es ging mir dadurch so schlecht, dass ich krank wurde und kaum Auto fahren konnte. Ich fuhr so zu meinem Freund in der Erwartung, dass er mich trösten würde. Dringend hätte ich seine Hilfe gebraucht. Doch es kam ganz anders. Er konnte es nicht akzeptieren, dass es mir schlecht ging, wir gerieten darüber in Streit, und er schickte mich nach Hause. So fuhr ich also in meinem Zustand wieder die siebzig Kilometer zurück nach Hause. Ich akzeptierte es dieses eine Mal.

Ein paar Monate später stritt er mit mir über meine Zivilcourage, über meine Einmischung in einen Konflikt zwischen zwei jungen Männern, denen ich entgegengetreten war. Er meinte, ich würde ihn in Gefahr bringen, er müsse sich dann vielleicht für mich einsetzen und wegen mir schlagen, wenn ich angegriffen würde. Das wolle er nicht. Ich solle mich gefälligst zurückhalten und ihn nicht in Gefahr bringen. Er war so verärgert, dass er lange nicht mehr mit mir redete, meine Hand losließ und voller Wut neben mir herging, als würde er mich nicht kennen. Ich nahm es humorvoll, das konnte er ja nicht ernst meinen. Zu Hause angekommen, legte er mir das zweite Mal während unserer Beziehung nahe, wieder nach Hause zu fahren. Also fuhr ich die siebzig Kilometer in der Nacht nach Hause und kehrte nicht mehr zu ihm zurück. Ich verstand seine Schwäche nicht, seine Ängste. Also fragte ich am Abend vor dem Einschlafen meine Träume. Was ist das zwischen uns? Der Traum gab mir folgende Antwort:

Sie fahren mich mit einem Karren zu einem Platz. Ein Scheiterhaufen ist errichtet. Sie zerren mich hoch, binden mich fest, es wäre nicht nötig, ich kann ohnehin nicht weglaufen, zu dicht steht die Menge in einem Rund, um eine gute Sicht auf das Ereignis zu haben. Ich schaue den Umstehenden in die Augen, jeder weicht aus. *Wie feige ihr seid! Gafft und habt nicht den Mut, mir in die Augen zu schauen.* Das Feuer wird angezündet, ich weiß, der Schmerz wird nur kurz sein. Gibt mir denn niemand Beistand, eine Stütze, nur indem er mir in die Augen schaut? Meine Augen wandern über die Gesichter. Wenn ich den Blick eines der Anwesenden erhasche, wendet er sich ab. Sie ertragen den Augenkontakt nicht.

Hinten links ist Bewegung. Da geht ein einzelner Mann, nicht sehr groß, ich erkenne ihn. Seine etwas kleine Statur, seine Art, wie er geht, es ist Jürgen. Warum geht er so schnell? *Schau her, hier bin ich. Du kannst meine Unschuld beweisen. Sag es ihnen!* Ja, er schaut her, Hoffnung keimt auf, er sieht mich. *Einen Augenblick, bitte bleib stehen, gib mir Halt in dem aufflackernden Feuer. Gib mir Halt!* Er duckt sich weg, geht schnell vorbei, damit ihn niemand sieht, ihn in Zusammenhang mit mir bringen kann. Sie könnten ihn belangen. Er hat Angst davor, dass sie auch ihn bestrafen dafür, dass er mich aufgenommen hatte.

Ove

Nach meiner Trennung fand ich dich. Auf Bali, meiner ersten Reise nach der Familie, nach Mann und Kindern. Meine erste Reise in die neue Welt des Single-Daseins. Du warst im selben Hotel, unterhieltest dich mit Taubstummen per Zettel. Deine Bewegungen kannte ich. Ich sah dich, und du warst hübsch, groß und harmlos. Das gefiel mir. Nach einer langen Ehe mit Verletzungen etwas Einfaches, Höfliches. Wir liefen uns immer wieder über den Weg, kamen in Kontakt, gingen aus, tranken in einer Bar etwas. Danach lag eine Rose auf meinem Stuhl. Wir gingen Hand in Hand am Strand spazieren, wie Teenager.

Alles andere als ein Macho. Kein Womanizer-Typ. Zurückhaltend, höflich. Ich kannte alles an Ove, woher? Er war die reinste Therapie für mich nach meiner Ehe. In den folgenden drei Jahren mit ihm lernte ich meine eigenen Bedürfnisse in einer Beziehung kennen, mich als Frau, die sein darf, wie sie ist. Einer, der auf mich reagierte, nicht nur agierte. Nichts ging ohne mich. Alles mit mir.

Die Gewissheit blieb, ich kenne ihn. Irgendwann die Frage, woher? Auf Flughäfen, Bahnhöfen, in anderen Ländern trafen wir uns. Einfach und schön. Drei Jahre lang. Mit Rosensträußen, die von Zauberhand von ihm zu mir reisten. Mindestens einmal im Monat. Als er herziehen wollte, zu mir, für immer, machte mir das Angst. So war es nicht gemeint. Es war zu früh.

Mein Traum:

Ich liege in einem Sarkophag oder einer Art Liege in einem Raum aus großen, glatten Steinen. Der Mann ist oft da, fast täglich.

Seine Aufgabe ist es, mich an bestimmten Stellen mit den Händen zu massieren oder mit einer Feder zu streicheln, – eine gängige Einweihungspraxis, durch die bestimmte ekstatische Zustände erzeugt werden sollen, die es ermöglichen, aus dem Körper auszutreten. Die übrige Zeit bin ich allein, liege da, ohne etwas zu tun und ohne zu sprechen. Er kann Abstand wahren. Hat er eine Familie? Es gibt Regeln. Er darf mir dabei nicht in die Augen schauen, es ist nur seine Aufgabe, mich zu massieren. Das weiß er, und das weiß ich.

Irgendwann beginnen wir dennoch damit, uns dabei in die Augen zu schauen. Dadurch entsteht eine große Verbundenheit und Sehnsucht, die nicht sein darf. Große Intensität. Wir werden nie zusammenkommen, das ist mir klar, er ist von niederem Stand. Ein stillschweigendes Versprechen. Wir treffen uns wieder. Wir brauchen es nicht auszusprechen. Unsere Augen sagen es. Ein Eunuch? In Ägypten?

Ein Traum aus dem alten Orient

Wieso fühle ich mich von dir wie von einem Magneten angezogen? Von einem extrem schwierigen, ironischen Mann mit schlechtem Benehmen, mit ständigen Kopfschmerzen lebend, über alle Maßen launisch. Ich kann nicht von dir lassen, bin eifersüchtig. Gleichzeitig weiß ich genau, dass wir keine Beziehung haben werden. Du bist zu schwierig, egozentrisch, beziehungsunfähig, nicht alltagstauglich.

Aber gut, wir tanzen. Seit zwei Jahren, Salsa, Latein, ein Kurs nach dem anderen. Alle halten uns für ein Paar, so sehen wir aus, aber wir gehören nicht zusammen. Du hast eine andere Beziehung, sagst das aber nie deutlich. Mein logischer Verstand kommt mit meinen Gefühlen nicht mehr mit. Das ist kein Mann für mich. Und trotzdem …

In einem meiner Eifersuchts-Herz-Schmerz-Anfälle fragte ich meine Träume, wieso ich diese verrückte Anziehung zu diesem Mann spüre, mit dem keine Beziehung denkbar war. Die Antwort kam prompt in der folgenden Nacht mittels eines ungeheuer farbenreichen, eindrücklichen Traumes:
Ich lebe in einem großen, herrschaftlichen Haus irgendwo im Orient, nach den schweren, roten Teppichen, den großen, aus dunklem Holz gefertigten Holzvertäfelungen und den übermächtigen großen Flügeltüren zu urteilen, die die Räume teilen. Warme Rottöne, dunkle Farben, ornamentale Muster.

Ein Paar, der Hausherr mit seiner Frau. Ich kenne sie kaum. Wir sind viele Hausangestellte. Ich, ein Mädchen, vielleicht zehn oder elf Jahre alt, die schon überall mithilft. Das Haus ist meine Welt, in der ich lebe, ich kenne nichts anderes. Es heißt, die Hausfrau sei für ein paar Tage weggegangen. Geheimnisvolle Spannung liegt in der Luft, wie vor Weihnachten. Die älteren Frauen waschen mich sorgfältig, ziehen mich besonders schön an, kämmen meine langen Haare. Ich freue mich, bin stolz darauf, plötzlich im Mittelpunkt zu stehen. Als sei ich heute etwas Besonderes, eine Prinzessin. Am Schluss der Prozedur erfahre ich, dass ich heute zu dem „Herrn" darf. Es scheint eine Auszeichnung für mich zu sein, so, wie sie mich behandeln, es schwingt Bewunderung in ihrer Stimme mit. Sie öffnen die schweren Mahagoni-Flügeltüren, und ich sehe ein großes Bett in einem ebenfalls in Rottönen gehaltenen Raum mit schönen, roten Teppichen und schweren Vorhängen. Sie schieben mich hinein und schließen die Türen hinter mir.

Von da an muss ich häufiger zu ihm. Unser Hausherr ist der einzige Mensch, der mich „liebt“, und das, was er mit mir tut, die einzige Form der Zuneigung, die ich jemals erfahre – so empfinde ich das Geschehen. Bald wird mir jedoch klar, dass ich ihn nie ganz für mich haben werde. Immer nur, wenn er allein ist und seine Frau auf Besuchsreise. Ich kenne keine andere Liebe, kein anderes Haus, keine anderen Menschen, lebe nur für ihn, liebe ihn.

Man mag sich darüber wundern, dass ich so empfand. Aber ich kannte keinen Begriff für Missbrauch. Woher auch? Er war der einzige Mensch, von dem ich so etwas wie körperliche Zuneigung erfuhr. Ich kam nie aus diesem Haus heraus, kannte die äußere Welt nicht, insofern war die einzig gültige und existierende Welt die des Hauses, in dem ich missbraucht wurde, ohne dass ich es so für mich definieren konnte. Es gab zwar Angst und Schmerzen vor diesen intimen Dingen, doch es fehlten mir die Begriffe, die Geschehnisse in Worte zu fassen und zu verstehen, und fälschlicherweise interpretierte ich diese Art der Zuwendung als Zuneigung. Nachdem ich aus diesem Traum erwacht war, verflüchtigte sich schlagartig jegliche Anziehung zu meinem

Tanzpartner. Ich hatte die Lösung in der Hand. Alles war wie weggeblasen. Als hätte sich ein Knoten gelöst. Dem Magneten war die Kraft entzogen. Ich hatte kein Interesse an weiterem Kontakt.

Spiel mit dem Feuer

Es fällt mir schwer, über diesen Traum zu schreiben, da er großen Schmerz wiederaufleben lässt, der sich in meine Seele eingebrannt hat.

Zu der Zeit, als ich diesen Traum hatte, war ich gerade dabei, eine Wohnung zu bauen, und ich wollte mir meinen lang gehegten Wunsch erfüllen, das Feuerelement in meine Wohnung zu integrieren.

Feuer trägt zwar auch Zerstörung und Verwandlung in sich, hat aber etwas Beruhigendes, solange es gut gehütet wird. Stundenlang kann ich den miteinander tanzenden Flammen zuschauen. Ich suchte also jemanden, der mir einen offenen Kamin baute.

Er stieg aus einem in die Jahre gekommenen VW-Bus, setzte seinen schwarzen Hut auf, und ein Lachen entfuhr mir, als ich im zweiten Stock am Küchenfenster stehend seine Ankunft beobachtete. Ich kannte ihn. Ein Ofenbauer! Das konnte nun wirklich nicht sein. Obwohl ich sein Gesicht noch nicht sah, kannte ich ihn in jeder Bewegung, und auch die Statur – dieselbe! Er trat durch die Türe, und ich sah seine dunkelbraunen Augen, halblange, verwahrloste schwarze Haare. Als wir am Tisch saßen, registrierte ich seine Gesichtszüge, die großen Poren und den Schleier vor seinen Augen.

Ich erschrak vor seinem Aussehen und seiner dunklen, nebligen Ausstrahlung und nahm eine Warnung wahr: *Lass die Finger von ihm! Du verbrennst dich!* Dennoch hatte er für mich eine starke, fast magische sexuelle Anziehung. Der offene Kamin war der Grund, den meine Ratio anführte, ihn noch einmal zu treffen.

Nach dem ersten Kuss drängte ich die Warnung beiseite, ebenso wollte ich weder den Schleier vor seinen Augen noch seine dunkle Ausstrahlung wahrnehmen und auch nicht meine innere Stimme hören, die mich immer noch warnte. Er lebte in einer Beziehung, die zu Ende ging, wie er sagte. Ich glaubte es bereitwillig. Da er mir sehr vertraut war, obwohl wir uns kaum kannten, fragte ich wieder meine Träume. Der Traum war dann so schrecklich, dass ich schreiend und weinend erwachte. Da aber unsere Beziehung in meinen Augen so gut war, brachte ich diesen Alptraum nicht mit ihm in Verbindung. Erst später wurden mir die Zusammenhänge klar, nachdem sich unsere Beziehung und der Mann immer mehr in die Richtung entwickelte, die ich aus dem Traum kannte, als er anfing, mich manisch zu kontrollieren, mir seelische Schmerzen zuzufügen und mich zu hintergehen.

Hier der Traum:

Ich bin ein kleines Mädchen, das auf einem großen Holztisch auf dem Rücken liegt, allein, angebunden an Händen und Füßen, die Arme und die Beine gespreizt, unbequem. Wie lange muss ich noch so liegen? Alles tut mir weh.

Endlich kommt jemand. Ich habe Angst vor den Schmerzen, aber vielleicht wird es heute anders sein. Endlich nicht mehr allein hier liegen. Mein Name ist Kleine Blume, ich bin vielleicht acht Jahre alt. Der Mann, groß, breit, mit dunklen, zottigen, halblangen Haaren, die ihm ins Gesicht hängen, macht sich am Tisch vor dem einzigen Fenster zu schaffen. Ich kenne ihn schon, er macht Dinge mit mir, die wehtun die ich nicht verstehe und noch weniger, warum er mir weh tut.

Hass kannte ich bisher als Empfindung nicht, nur Liebe zu Tieren, Pflanzen, der Erde und zu meiner Familie, meinem Clan. Ich verstehe es nicht, wenn er diese Dinge mit mir macht, mir so nah kommt. Ich verstehe die Schmerzen nicht als Schmerzen, ich kann es einfach nicht einordnen, nicht in einen Begriff fassen, da ich alles, was geschieht, nicht kenne. Er quält mich immer wieder. Dann liege ich wieder lange, lange allein da, angebunden, sehr lange, sodass ich mich danach sehne, dass jemand nach mir schauen möge. Aber es gibt nur ihn. Er ist der Einzige, der sich mit mir befasst. Ich höre seine schweren Schritte, die Türe geht auf, ich kann es nicht sehen, aber hören. Wie er mich heute anschaut, lange seine Augen auf mich gerichtet hält! Die Begegnung mit meinem Blick lässt ihn wegschauen. Diesmal macht er sich lange im Raum zu schaffen, wahrscheinlich, um Vorbereitungen zu treffen. Er hantiert mit langen Gegenständen. Sein breiter Rücken, wirre, halblange dunkle Haare, braune Augen, seine sonore, tiefe, Stimme.

Alles war aus groben Holzstämmen gebaut, auch der Tisch; einfach, roh und unbequem, klobig. Nun fing es an. Er kam zu mir – endlich – vielleicht löst er meine Fesseln? Nein, er ist roh, brutal, warum? Ich verstehe es nicht, völliges Unverständnis, keine Fragen, rohe, brutale Gewalt, Hass, Schmerz, schrecklicher Schmerz.

Plötzlich ein Wechsel – und in einem Augenblick bin ich nicht mehr angebunden auf dem Tisch, sondern bei meiner Familie, die in ihren schmalen Booten, in denen man nur hintereinander sitzen kann, auf dem Wasser unterwegs ist, um mich zu befreien. Ich setze mich hinter sie. Meine Eltern und andere, allen voran mein älterer Bruder, kochend vor Wut, dass ich geraubt wurde, rudert direkt auf den Holzturm zu. *Geht zurück, geht zurück, es ist zu spät! Geht zurück! Er wird euch sonst auch noch umbringen!* Meine Eltern hören mich, drehen um, rudern zurück. Nun gehe ich hinter meinen Bruder, der wie von Sinnen wild weiterrudert. Er hört mich nicht! Grauen erfasst mich. *Geh zurück!* Warum hört er mich nicht?

Da höre ich schon die Stimme aus dem Fort, dem Holzturm, in dem unten ein Tor eingelassen ist, um vom Wasser aus hineinzukommen: „Komm und hol deine Kleine Blume! Du kannst sie haben." Er lacht ein schreckliches Lachen. Ich höre, wie er lügt. Es ist zu spät! Warum hört mich mein Bruder nicht? *Er wird auch dich töten, Bruder, kehr' um, rudere nicht hin!* Ich schreie es. Er hört nicht auf mich, warum hört er mich denn nicht?

Jetzt realisiere ich, dass ich für ihn nicht sichtbar bin. Also muss ich „in der anderen Welt" sein – so nennen wir es, wenn jemand tot ist. Ich spüre seine Verzweiflung, seine Wut, seine Liebe zu mir. *Ich bin nicht mehr dort. Er wird dich töten, du kannst mich nicht mehr retten! Es ist zu spät!* Er hört mich nicht. Entsetzt wende ich mich ab und sehe ihn noch blind vor Wut weiterrudern.

Schreiend und weinend wachte ich auf. Ich kam lange nicht richtig zu mir, war erschüttert über meinen Traum. Der Mörder hatte die Stimme meines Freundes, die gleiche Statur, war aber roh und gewalttätig. Es irritierte mich,
wie konnte ich so negativ von meinem Freund träumen?

Mein zweiter Sohn in diesem Leben war mein großer Bruder aus dem Traum. Wie ähnlich sie sich immer noch sind! Sehr impulsiv, und dieselbe Art, sich oft kopflos in eine Situation zu stürzen, wie von Sinnen und ohne nachzudenken. Einmal musste ich ihn als kleinen Jungen bei starkem Regen im dritten Stock vom Dach holen. Er hatte gesehen, wie ein kleines Vögelchen aus dem Nest gespült wurde und Richtung Dachrinne floss. Er wollte es retten, ohne auch nur über Gefahren nachzudenken. Gott sei Dank bin ich durch meine entsetzt am Fenster stehenden Nachbarn, die in unsere Richtung starrten, auf diese Aktion aufmerksam geworden. Nicht auszudenken, was sonst passiert wäre! Das vorspringende Dach war keine zwei Meter breit, und er war schon fast an der Dachrinne, ich hätte ihn um ein Haar nicht mehr hineinziehen können. So rannte ich an das Badezimmerfenster, von dem er ausgestiegen war, und konnte ihn gerade noch fassen.

Habe ich seinem Schutzengel schon dafür gedankt? Ich glaube nicht. Hiermit sei es geschehen, ein Dank an euch schützende Geister, die mich in diesem Augenblick aus dem Fenster zu den Nachbarn schauen ließen, und Dank, dass ihr meine Nachbarn mit entsetztem Gesicht ans Fenster gebannt habt!

Es dauerte nicht lange, dann entwickelte mein Freund eine sadistische Ader, die ich vorher nicht wahrgenommen hatte. Er versuchte, Macht über mich zu erlangen, kontrollierte mich und fing an, mich seelisch zu quälen. Ich verstand immer noch nicht. Ich lieh ihm Geld. Er erfand immer neue Geschichten, um es nicht zurückzahlen zu müssen. Erst spät habe ich meinem Sohn (dem geträumten Bruder) geglaubt, der die Seele meines Freundes sofort erkannt hatte und mich immer wieder vor ihm warnte. Er würde lügen, wolle nur mein Geld, meinen Körper und Macht über mich.

Hätte ich nur auf meinen Sohn gehört! Erst viel später wurde mir klar, dass sich mein Freund immer mehr als der Mann entpuppte, der mich in meinem Traum körperlich quälte, bis zum Tod. Diesen Zusammenhang erkannte ich erst einige Zeit, nachdem ich die Beziehung beendet hatte. Die Beendigung dieser unguten Verbindung löste bei mir schreckliche Unterleibsschmerzen aus. Länger als eine Woche konnte ich deswegen kaum schlafen. Eigentlich völlig unverständlich, dass sich die Schmerzen erst nach dem Ende der Beziehung einstellten. Heute denke ich, dass ich noch einmal die Schatten der Schmerzen durchleben musste, mit denen ich als „Kleine Blume“ unter seinen Händen gestorben war.

Jetzt erst war ich in der Lage zu verstehen, was dieser Mann mir damals angetan und was ich zu jener Zeit nicht verstanden hatte. Im jetzigen Leben habe ich - damals das Mädchen Kleine Blume - die Persönlichkeit dieses Mannes kennengelernt. Ein Ausgleich wäre vielleicht möglich gewesen, der Zerstörung in Liebe verwandelt hätte, doch die verirrte Seele nahm mein Angebot nicht an.

Bindungen aus alten Inkarnationen

Man mag sich nun vielleicht fragen, warum ich nicht auf meine Intuitionen und Träume höre, wenn ich doch alles erfahre. Das ist eine gute Frage, die ich mir auch immer wieder selbst stelle. Meistens diskutiert in meinem Inneren der rationale Verstand gegen die Intuition. Zu oft ließ ich dabei die Ratio gewinnen, da sie geschickt argumentieren kann und dabei meine Gefühle bedient, deren Ursprung zunächst nicht so einfach zu durchschauen ist. Auch für mich nicht. Das Problem von karmischen Begegnungen ist oft, dass wir die auftauchenden Gefühle falsch bewerten, weil wir emotional noch an den entsprechenden Menschen gebunden sind. Dass man sich zu jemandem stark hingezogen fühlt oder Hals über Kopf verliebt, heißt nicht unbedingt, dass wir den Betreffenden lieben. Es heißt zunächst einmal nur, dass wir mit dem Menschen schon einmal eine sehr enge Bindung hatten. In welcher Form, wissen wir noch nicht. Das kann durchaus auch eine

Täter-Opfer-Bindung sein. Dabei ist erstaunlicherweise eine noch zu bearbeitende Bindung, wie bei einer Täter-Opfer-Beziehung, weitaus enger und geht mit heftigeren Gefühlen einher, als es bei einer neutralen oder positiven alten Bindung der Fall ist.

Wir begegnen allen noch nicht gelösten Bindungen so lange immer wieder, bis wir unsere Emotionen, die uns oft täuschen, bewusst wahrnehmen und alte, ungleiche oder unrechte Beziehungsstrukturen und Muster erlösen können, die wir durch die Inkarnationen tragen und in denen keine Freiheit herrscht. Emotionen beruhen auf alten Erinnerungen, ohne dabei jedoch mit Bewusstsein durchdrungen zu sein. Manchmal können wir solche alten Negativ-Beziehungen in positive und freie Beziehungen verwandeln, die von gegenseitiger Achtung geprägt sind. Ist allerdings keine Verwandlung oder Auflösung alter Karma-Verstrickungen möglich, dann ist es besser, uns von dem betreffenden Menschen zu trennen. So erlösen wir uns von der entsprechenden Seele, und die andere Seele erlösen wir von den Verstrickungen mit uns. In diesem Falle helfen Trennungsrituale wie dieses: Wir visualisieren eine liegende Acht, die von Energie oder Licht durchpulst wird, stellen uns selbst in den Ring, der vor uns liegt, und visualisieren die abzutrennende Person im entfernteren Ring der liegenden Acht. Dann schneiden wir in Gedanken die Acht in der Mitte durch, sodass wir nun den Energiefluss in Kreisen, die nicht mehr miteinander verbunden sind, getrennt sehen können. Diese Übung kann anfangs täglich visualisiert werden und stellt zur Trennung nicht auflösbarer karmischer Verbindungen eine große Hilfe dar.

Reise in die letzte Inkarnation

24.08.2009 – Meine Entscheidung steht fest. Ich tue es! Vier Tage Danzig - eine Reise zurück in die Vergangenheit. Immer wieder steht der Traum vor mir, 2005, aus dem ich weinend und voller Schmerzen erwacht bin. Vor allem die Schmerzen in der trichterförmigen Wunde in der Brust waren schrecklich. Ein Einschussloch! Sie haben mich erschossen, genau in die Mitte, mehrere Schüsse!

Bilder des Traumes

Ich stehe in einem Postgebäude. Eine Treppe führt ins Hochparterre. Rechts ist der mit dunklem Holz getäfelte Schalterraum, dunkel auch der hohe Schaltertresen, auf dem ich mich mit dem Ellbogen aufstütze, um die Umgebung im Blick zu haben.

So unterhalte ich mich mit dem Schalterbeamten, den ich gut kenne. Ich gebe bei ihm ein großes, längliches Paket auf. Keiner sollte es sehen. Niemand darf mich dabei beobachten. Alles soll möglichst unauffällig aussehen, das Paket, die Paketübergabe, das Gespräch mit dem Schalterbeamten. Ein dunkler, langer Raum, hinter mir Fenster mit Rundbögen. Ich bin etwa siebzehn Jahre alt, Studentin, und ich weiß, dass die Feinde nicht aufmerksam werden sollen.

Da kommt eine Gruppe aus acht bis zehn Studenten beiderlei Geschlechts in ausgelassener Stimmung herein und beginnt, ein Lied gegen die Besatzer anzustimmen, in einer Sprache, die ich zwar verstehe, die aber nicht Deutsch ist. Das Lied verhöhnt die Besatzer, die in derselben Stadt lebten, als dumm und schwerfällig. Sie hätten dort nichts zu suchen, wir seien stark und würden uns niemals unterjochen lassen. Die Studenten sind sich ihrer Sache absolut sicher, große Euphorie geht von ihnen aus. Warum sind sie nicht still? Wissen sie denn nicht, wie gefährlich das ist, was sie da tun?

Blicke, die zwischen den Postbeamten hinter dem Tresen gewechselt werden, lassen erkennen, dass sie auf derselben Seite stehen und ebenso dem Widerstand angehören. Die Gruppe sollte jetzt besser still sein, damit keiner aufmerksam wird. Wissen sie denn nicht, wie ernst die Lage ist? Wenn mich hier einer sieht, bin ich verloren. Warum verlasse ich nicht einfach das Postgebäude? Plötzlich öffnet sich eine Türe an der rechten Wand, ein Mann streckt den Kopf herein – ich kenne ihn nicht. Es ist kein Postangestellter, ich kenne sie alle. Was macht er hier? Ich versuche, mich so unauffällig wie möglich zu verhalten. Er hat mich mit meinem Paket gesehen, das ich auf den Tresen gelegt habe. Es sollte so aussehen, als würde ich ein Paket aufgeben. Und doch war es nicht zum Versenden, sondern enthielt Nachschub für das Munitions- und Waffenlager im Keller des Postgebäudes. Wenn er das Paket überprüfte, wäre ich dran! Ich hatte Angst.

Im nächsten Bild bin ich zu Hause bei meinen Eltern, als die Nachricht eintrifft: „Sie kommen!" Gemeint sind die Deutschen. Panik erfasst mich. Ich muss sofort packen und gehen. Was soll ich mitnehmen? Es darf nur wenig sein, ein kleiner Koffer, sonst falle ich auf. In einer Klappbank in der Küche habe ich zuunterst Listen und Papiere versteckt. Ich muss alles vernichten, bevor sie eintreffen. Meine Eltern dürfen nicht belastet werden, sonst werden sie sie umbringen. Verzweiflung! Ich brauche noch einen warmen Mantel. Keiner im Haus weiß, dass ich neben dem Studium im Widerstand aktiv bin.

Folgende Szene: Ich sitze hinten in dem Wagen meiner Eltern, einem beigebraunen Cabriolet. Wo ist heute unser Chauffeur? Das Dach ist nach hinten gefaltet, es ist wunderschöner Sonnenschein. Ich bin erstaunt, dass mich mein Vater mit meiner Mutter selbst fährt. Ich trage weiße, gestrickte Kniestrümpfe, Halbschuhe und einen Faltenrock, vielleicht kariert. „Was sagen wir, wenn sie uns fragen, wo ich mit dem Koffer hingehe?" – „Eine Exkursion, da kann man einen Koffer dabei haben." Mein Wintermantel war eingepackt, obwohl es Sommer war. Ich werde ihn brauchen, da es keine Heimkehr für mich gibt. Und in England wird es kalt.

Da kommt mein Bruder mit einem Bündel Geldscheine angerannt, dem ganzen Widerstandsgeld, mit dem ich die geheimen Aktionen bezahle. Ich will es nicht mitnehmen, da es mir ja nicht gehört. „Du brauchst viel Geld, nimm es“, meint er. Er drängt mich dazu, und dabei spüre ich seine Angst, selbst damit in Verbindung gebracht zu werden, falls sie es im Haus finden. Deshalb nehme ich es mit schlechtem Gewissen. Woher weiß er von dem Versteck? Die Geldscheine haben alle eine geheime Markierung, sodass Insider es erkennen können. Ich kann unmöglich so viele Scheine mit mir führen, so stopfe ich den Großteil der großen Scheine zwischen die Polster des Autos. Einen kleinen Rest rolle ich klein zusammen und stecke ihn in meine Kniestrümpfe.

Der letzte Blick zeigt mir unser schönes Gutshaus mit der Freitreppe in einem großen Garten, umgeben von einer Mauer, in einer wunderschönen, weiten Landschaft.

Es gibt nur ein Nachbarhaus.

Hoffentlich sieht mich niemand. Wir fahren los, zum Bahnhof, um noch einen der vollen Züge zu erwischen, doch auf halber Strecke fällt mir ein, dass in einem anderen Versteck noch Adresslisten sind. Den Deutschen würden die Namen in die Hände fallen, ich muss sie vernichten. Ich sage meinen Eltern, dass ich etwas vergessen habe, und wir fahren nochmals zurück. Dann müssen sie mich eben in die Stadt zum Bahnhof fahren, so können wir die Zeit wieder hereinholen, auch wenn das etwas gefährlicher ist.

Bei unserer Ankunft ist der Gärtner jedoch schon dabei, alles in einem kleinen Ofen im Garten zu verbrennen. Die Nachbarin steht an der Mauer und stellt neugierige Fragen. Eine Exkursion! Sie ist so neugierig und dumm, sie wird die Information bestimmt weitergeben, wenn die Verfolger sie fragen. In dem Augenblick weiß ich, dass sie mich verraten wird, und ich weiß, dass ich nie mehr zurückkomme. Die Zukunft liegt im Dunkeln.

In mir ist nur noch Angst, als wir wieder losfahren, nichts als Angst. Meine Eltern sprechen kein Wort. Aufrecht sitzt mein Vater am Steuer, stumm, ein schöner Mann. Angst - die Zeit - es ist zu spät, ich hätte nicht zurückfahren dürfen. Was wartet hinter der nächsten Kurve auf mich? Ich bestehe nur noch aus Angst. Sie werden mich kriegen!

Schreiend erwachte ich - die Schmerzen der Einschüsse mehrerer Schüsse, ich hörte sie noch beim Erwachen, weinend und stöhnend vor Schmerz. Sie hatten mich erschossen!

Mit diesem Traum konnte ich rein gar nichts anfangen, und ich wollte ihn so schnell wie möglich vergessen. Nun ist es aber mit Wahrträumen im Gegensatz zu normalen Träumen so, dass ich sie nicht vergessen kann, sie bleiben einfach da, genauso lebendig, wie am ersten Tag, bis sie gelöst werden. Das kann über Jahre gehen. So war es auch bei diesem Traum. Dabei erlebte ich noch ein Phänomen: Seit ich denken konnte, hatte ich immer wieder ziehende Schmerzen in der Mitte der Brust. Ich fühlte eine rote, trichterförmige Wunde, obwohl man natürlich rein gar nichts sah.

Meine Schultern waren etwas nach vorne gezogen, das war meine typische Haltung.

An jenem Morgen, an dem ich aus diesem schrecklichen Traum erwachte, spürte ich noch die Schmerzen der Einschüsse, und zwar genau in diesem roten Trichter. Ich hielt meine Hände auf die Stelle, und je mehr ich wieder aus dem Traum und in meinen Körper stieg, desto mehr schloss sich die Wunde. Seit dieser Nacht ist die Stelle verschwunden, kein Ziehen mehr, einfach weg. So wäre für mich das Thema eigentlich erledigt gewesen: Ich war offensichtlich einmal erschossen worden, hatte dieses Erlebnis nochmals durchlebt und die Heilung dieser Stelle erfahren.

Allerdings hatte das Erlebte mich so mitgenommen, dass ich den Traum einem Freund, der in diesen Tagen zu Besuch war, erzählte. Er hörte sehr aufmerksam zu, stellte immer wieder Zwischenfragen, ließ mich alles ganz genau beschreiben. Dieser Freund war in Polen aufgewachsen und kannte daher die polnische Geschichte sehr gut. Als ich mit meiner Erzählung fertig war, fragte er mich, ob ich schon einmal in Danzig gewesen wäre. Ich hätte Danzig damals noch nicht einmal auf der Landkarte gefunden. Und Polen? Geschichte? Keine Ahnung! Das Fach Geschichte hatte ich nur mit Spickzetteln überlebt. So erzählte er mir, dass die Orte und die Geschichte, die ich beschrieb, in Polen lägen. Die Hauptpost spielte im Danziger Widerstand eine große Rolle, war sozusagen die Zentrale des polnischen Widerstandes. In der Hauptpost war ein großes Munitionslager. Alle Widerstandskämpfer seien erschossen worden.

Zunächst ging ich dieser Information nicht weiter nach, da ich der festen Überzeugung war, dass ich in dieser Zeit nicht gelebt haben konnte, da ich 1955 geboren wurde - nach meinem Theoriewissen über Inkarnationszeiten unmöglich. Ich ging davon aus, dass Hunderte oder Tausende Jahre zwischen den Inkarnationen liegen. Doch dieser Traum lebte in mir - oder besser gesagt in meiner Seele - weiter. So fing ich an, im Internet über den Danziger Widerstand und die Besetzung durch die Deutschen zu recherchieren, was jedes Mal heftige emotionale Reaktionen bei mir hervorrief. Tränen rannen mir über das Gesicht, ich saß schluchzend vor dem PC, vor allem, als ich das erste Mal das Foto der besagten Danziger Post sah. So lebte dieser Traum vier Jahre, ohne zu verblassen, in mir weiter. Dann war es so weit. Ich wollte es endlich wissen. Ich wollte diesen Traum überprüfen und loswerden. Die Angst davor, nach Danzig zu fahren, verringerte sich in jenen vier Jahren, und ich war bereit, mich meiner eventuellen Vergangenheit zu stellen.

Reisetagebuch

Nun sitze ich im Zug, habe keine Ahnung, was kommt, vielleicht gar nichts … Das starke Bedürfnis, da einfach einmal hinzufahren. Vielleicht auch nur, um in Ruhe Abschied zu nehmen, weil ich zu schnell gehen musste?

18 Uhr, ich sitze im Flughafen, und nachdem ich meinen Danzig-Guide durchgeblättert habe, komme ich mir vor, als würde ich in eine fremde Stadt reisen. Nichts, was mich wirklich berührt.

Die Reise nach innen

Zurück
Wohin
Führt der Weg?

Ankunft auf dem Flughafen Danzig. Nicht das mindeste Gefühl der Fremdheit. Ich ging zur Bushaltestelle, um in die Stadt zu fahren und mein Hotel, das ich rein intuitiv im Internet ausgewählt hatte, zu suchen. An der Bushaltestelle wartete eine junge Frau und kam auf mich zu, als sie mich sah, Andrejcka. Sie sprach mich an, wohin ich denn wolle, zeigte mir den Bus, und wir fuhren gemeinsam in die Stadt zum Hauptbahnhof. Es war alles vertraut und selbstverständlich. Andrejcka sprach fließend Polnisch und Deutsch. Sie zeigte mir noch das Hotel, das ich gebucht hatte, wir tauschten Adressen aus, und sie verschwand.

Das Hotel lag optimal. Ich hatte extra ein modern eingerichtetes Hotel gewählt, obwohl es sehr schöne historische Hotels gibt – vor Letzteren hatte ich jedoch eine unerklärliche Angst. Wenn ich allein unterwegs war und meine Erinnerungen und Gefühle möglicherweise überbordeten, so hatte ich mir gedacht, dann wäre eine kühle, sachliche Umgebung hilfreich. Das erwies sich im Nachhinein als eine sehr weise Entscheidung. Ich fuhr also in den zwölften Stock in mein Zimmer mit wunderbarer Nachtaussicht, aber ohne wirklich etwas zu erkennen, und schaltete den Fernseher ein, um etwas Polnisch zu hören. Der Zweite Weltkrieg kam mir aus dem Fernseher entgegen, eine Dokumentation über den Einmarsch der Deutschen in Polen und Danzig. Warum lief jetzt gerade dieser Film? Zufall? Einer dieser schrecklichen Filme mit Hitler, die in mir nichts als Abscheu hervorrufen. Diese kollektiven deutschen Schuldgefühle vermochte ich noch nie zu teilen. Zu diesem Teil der Deutschen fühlte ich mich noch nie zugehörig.

Der nächste Morgen - ein wunderbarer, sonniger Tag. Ich schaute aus dem Fenster. Hinter dem Hotel stand ein einzelnes Haus, das von einem kleinen Garten umgeben war, alles akkurat, Wäsche auf der Leine. Ich kannte das Gebäude, es zog meinen Blick magisch an. Das muss meine Schule gewesen sein, dachte ich. Ich hatte das Gefühl, dieses Haus zu kennen. Nach dem Frühstück würde ich einen Erkundungsgang machen.

Nach einem gemütlichen Frühstück in netter Atmosphäre zog ich los, vorsichtshalber den Stadtplan in der Tasche. Doch zuerst musste ich das Gebäude hinter dem Hotel anschauen. Nicht lange, und ich stand davor. Ein Erinnerungsschild war an der Mauer neben dem Eingangstor angebracht: „Skola".

Also hatte ich Recht gehabt. Ich muss noch sehr jung gewesen sein. Ein Film lief in mir ab: Grundschule, ich wurde jeden Tag hergefahren. Nicht weit davon kleine, alte Häuser, an denen ich vorüberging. Im Vorbeigehen überzog ein ständiger Schauer meinen Körper. Diese Körperreaktion habe ich immer, wenn ich in irgendeiner Form der Wahrheit begegne.

Als Nächstes wollte ich die Post suchen, von der ich geträumt hatte. Ob ich sie allein intuitiv fände? Wenn meine Gefühle stimmten, müsste ich mich an den Weg erinnern. Auf der linken Seite tauchte ein großes Backsteingebäude auf, das wieder wie ein großer Magnet auf mich wirkte – vielleicht eine andere Schule? Es war die Post, keine 200 Meter hinter dem Hotel und nah bei der Schule.

Ich konnte es nicht glauben, stand vor diesem Gebäude, tief ergriffen bis in mein Innerstes. Ich musste mich fassen, studierte die Schilder. Doch, das ist die Post. Von außen wie im Traum. Im Hochparterre rechts die Schalterhalle, so wie in meinem Traum, aber umgebaut. Ich konnte die ursprüngliche Form erkennen, es waren diverse Wände eingezogen worden.

Ich war etwas enttäuscht. Es war nicht gut gemacht. Die Decke bestand aus einem Kreuzgewölbe. Daran konnte ich mich nicht erinnern. Die Decke war im Traum viel höher gewesen. Auf meine Frage nach einem Bauplan blickten mich die Beamten ziemlich irritiert an – als hätte ich nicht alle Tassen im Schrank. Ich befand mich in einer Energie oder in einem Zustand, der nicht viel mit meinem „Normalzustand“ in Deutschland zu tun hatte, war aber in völliger Harmonie mit meinem Inneren, wie ich es noch nie erlebt hatte.

Wie schön ist es doch, in einer Zeit zu leben, in der es möglich ist, der inneren Stimme nachzugehen!

Gegenüber der Schalterhalle auf der linken Seite befand sich ein kleines Museum, in dem Dokumente über den Postaufstand ausgestellt sind. Ich ging hinein.

Ein deckenhohes Foto vom Aufstand an der rechten Wand. Ich stand davor, sah die Bilder, kämpfte mit den Tränen und bemühte mich, meine Fassung zu bewahren. Wie sollte ich meine Tränen den zwei Damen am Eingang erklären?

Immer wieder betrachtete ich die Fotos und den kleinen Film, wurde hineingezogen in den Film, in die Bilder, lebte darin, suchte mein Foto, ich musste hier doch irgendwo abgebildet sein.

Ich spürte tiefe Verzweiflung. Wo war ich hier? Ich existierte nicht mehr, es gibt keine Geschichte von mir. Ich weinte. In der hinteren Ecke des Raumes, wo mich niemand sah, abgewandt. Ich wartete, blieb, so lange ich nur bleiben konnte, in einem Ein-Raum-Museum, ohne aufzufallen. Alles, was ich hier sah, traf mich ungeheuer tief. Am liebsten wäre ich dort geblieben. Hier war ich, ich spürte mich in der Geschichte und fand mich nicht. Der Angriffsplan der Deutschen hing hier. Er zeigte, dass Post und Paketaufgabe im Schalterraum rechts im Hochparterre lagen, so wie ich es geträumt hatte.

Ich musste die zwei Damen, die den Raum beaufsichtigen,

fragen. Ich habe so viele Fragen. Also um Fassung ringen, hingehen und die Fragen gut verpacken, ich konnte ja nicht hingehen und ihnen erzählen, ich hätte das alles geträumt. Das nähme mir keiner ab, ich konnte ja selbst kaum glauben, was hier für ein Film ablief. Also ging ich zu den Damen und stellte ihnen Fragen über den studentischen Widerstand, nach den Studenten, die erschossen wurden. Daraufhin blickte mich eine der beiden Frauen völlig überrascht an und meinte, ich wisse ja viel, ob ich Expertin sei. Die Damen meinten, es gebe zwar keine Beweise, aber es werde erzählt, dass auch Studenten in ihren Schuluniformen zusammen mit den Postarbeitern umgebracht worden seien. Woher ich das wüsste, das könne doch keiner wissen. Zwar hätten Augenzeugen berichtet, dass Studenten mit ihren Uniformen erschossen wurden, aber in den Massengräbern habe man keine Uniformen beim Ausgraben entdeckt. Aus diesem Grund sei das Gerücht nicht gesichert. Sie wunderten sich über mein Interesse, und ich bestätigte die Expertenversion, die mich augenblicklich auf die Idee brachte, offiziell über „studentischen Widerstand" zu forschen. Die Damen mögen mir meine Lüge verzeihen, aber es war mir emotional nicht möglich, von meinem Traum zu erzählen. Vielleicht wäre es besser gewesen, ehrlich zu sein, aber für mich war es wichtig, immer wieder den Zeitsprung in mein jetziges Leben zu vollziehen, ich wurde zu sehr in die Vergangenheit gezogen und hätte mich in Tränen aufgelöst. Ich behielt meine

Erschütterung nur dadurch im Griff, dass ich mich in jeder Situation an meinem jetzigen Leben, der Gegenwart, festhielt.

Vielleicht wäre es noch interessant gewesen, zu erfahren, wie die Schuluniformen aussahen. Ich musste jetzt nach draußen, in die Sonne. Auf einer Bank am großen Vorplatz der Post saß ich lange, tief berührt, in der warmen Sonne, langsam auftauchend aus Schmerz und Vergangenheit. Jetzt musste ich meine Eindrücke verdauen und weiterziehen; ich wollte mir an einem Tag nicht zu viel zumuten. Also setzte ich mich in die Straßenbahn und fuhr einfach drauflos, einmal in einer Linie rundherum, durch langweilige Hochhaus-Satellitenstadtteile. Schade, warum haben sie das alles so platt gemacht und zugebaut? Ich kehrte zurück in mein schön neutrales Hotel, schaltete den Fernseher ein - und wieder kam mir die Zeit des Krieges entgegen! Es war ein Film über junge Menschen in einer Widerstandsgruppe, speziell eine junge Frau, die im Gefängnis der Deutschen landete, misshandelt und dann von einem SS-Mann in ein Kasino mitgenommen wurde, um andere Widerstandskämpfer zu verraten und zu identifizieren.

Mir wird jetzt noch übel, wenn ich an diesen Film denke. Die Mitglieder der Widerstandsgruppe schoben sich Geldbündel zu, die in eine Zeitung eingeschlagen waren.

Der Film erinnerte mich sehr an meinen Traum, in dem auch Widerstandsgeld vorkam. Jetzt habe ich wenigstens die großen Scheine aus meinem Traum gesehen, die man wegen ihrer Größe so schlecht verstecken konnte. Und die jetzigen Sloti sind so klein!

25.08.2009 - Heute Morgen war ich wie erschlagen. Nach dem Frühstück legte ich mich noch einmal kurz hin, um mich dann intuitiv zu entscheiden, ob ich ein Auto mieten oder mit dem Zug nach Oliva oder Zappot fahren sollte. Ich wollte mein Heimathaus suchen, das Haus und den Ort hatte ich genau vor Augen.

Aber wo war er? Gestern hatte ich mir den Stadtplan angeschaut und es zog mich an zwei Stellen. Bei meinen Erkundigungen stellte sich heraus, dass dies früher die wohlhabenden Stadtteile Danzigs waren. Ich nahm den Vorortzug. Interessant für mich war immer wieder die Erfahrung, dass ich völlig ohne Stadtplan oder andere Informationen losging oder losfuhr, alles fand und immer die direkten Wege nahm.

Ich ging also zum Bahnhof, kaufte ein Ticket, nahm den Zug und fuhr Richtung Zappot, oder auch Sopot genannt, ohne zu wissen, wo ich aussteigen würde. Komisch, ich bewegte mich hier so selbstverständlich und war auf einer völlig anderen Gefühlsebene als sonst. Ich lebte in der Vergangenheit, ging durch die Straßen, sah nur mit den Augen, wie es früher war, radierte Gebäude und Häuser, die nach 1950 entstanden waren, einfach aus und sah die Umgebung vor mir, wie sie früher aussah. Das Gefühl, in meinem heutigen Körper mit meiner vergangenen Seele, mit schon vergangenen Augen und den damaligen Gefühlen umherzugehen, ließ mich nicht los. Egal wo ich unterwegs war, in der Stadt, in Randbezirken, in den Straßen, mit Menschen, die mir begegneten: Immer war ein tiefes Verständnis und Kennen da, selbst die Sprache bereitete mir keine Schwierigkeiten: Obwohl ich real nichts verstand, verstand ich doch alles mit dem Herzen. Nur in den Cafés und im Hotel konnte ich Pause machen, für kurze Zeit wieder in die Gegenwart zurückfinden, dort war ich wieder Christa aus Deutschland.

Im Zug Richtung Zappot saß ich, ohne zu wissen, wo ich aussteigen würde. Ich sah all die hässlichen Vorortgebäude, die da nicht hingehörten, und ging in mich. In Oliva wollte ich nicht aussteigen, es war so hässlich. Doch dann gab ich der inneren Stimme, „Ich muss hier aussteigen", doch nach, im letzten Augenblick, bevor die Türen wieder schlossen. Ein kleiner Fußweg führte aus dem kleinen Bahnhof über Kopfsteinpflaster, und ich landete unversehens auf einem kleinen, wunderschönen Platz mit netten Kiosken, wie früher, fast unverändert. Mein Herz hüpfte, ich empfand eine tiefe Freude, dass alles noch so war wie früher, und ging dann weiter. Ich überlegte, wieso ich eigentlich damit rechnete, dass das Haus - mein Elternhaus - noch stand. Egal, ich ließ meine Füße den Weg finden, und sie trugen mich um ein paar Ecken herum, Straßen entlang, bis ich auf eine Allee mit alten Bäumen zukam.

Ich wurde immer trauriger. Plötzlich stiegen wieder Tränen in mir auf, als ich auf ein Grundstück zuging, verwahrlost, keine alten Bäume, nur eine alte Flachdachklitsche darauf. Ich begann zu zittern. Wütend ging ich weiter. Wieso reagierte ich auf diesen Ort? Natürlich war alles weg, wie konnte ich etwas anderes erwarten?

Ich rückte meine Sonnenbrille über die Augen, damit keiner meine Tränen sah. Meine Füße trugen mich weiter, und der Schmerz ließ nach; ich ging zurück, der Schmerz stieg wieder auf. So testete ich ein paar Mal meine Reaktionen, die mir selbst etwas surreal erschienen. Nein, das war nicht mein Heim! Ich wollte es nicht glauben, dieses hässliche Grundstück, alles kaputt, fremde Menschen in einer Baracke darauf. Es konnte nicht sein. Tiefer Schmerz erfasste mich. Ich musste hier schnell weg – meine Füße flohen mit mir weiter über das ehemalige Feld, sie gingen, gingen, bis der Schmerz nachließ.

Ich spürte meine Füße nicht mehr, ich musste gehen, weggehen. Eine Hochhaussiedlung mit einer Bushaltestelle kam. Dort nahm ich den Bus und fuhr weiter Richtung Zappot. Beim Aussteigen richtete ich mich wieder nach meiner Intuition und landete vor einem Denkmal im Park, gegenüber die Universität von Sopot. Ich ging ohne Voranmeldung einfach in das Gebäude, wurde auf Nachfragen zur Institutsleiterin geführt und fragte sie nach dem studentischen Widerstand. Sie wusste nichts davon, da das Gebäude erst seit 1979 zur Universität gehörte, davor war es eine Knabenschule.

Auf jeden Fall kannte ich das Gebäude von innen. Ein Bildnis an der Außenwand zeigte einen Mann, der 1976 gestorben war. Mein Körper reagierte darauf mit dem mir vertrauten Strom, der mich durchrieselte, und dem damit verbundenen Gefühl, als würde ich einen Bekannten treffen. War das eventuell mein Vater? Ich wusste es nicht. Jetzt brauchte ich eine Pause, betrat ein Kleidergeschäft, um wieder in das 21. Jahrhundert zu gelangen. Das aufgewühlte Fühlen wurde zu stark, ich konnte es nicht mehr ertragen. Auf unsichtbaren Wegen ging ich, keine Minute unsicher, wohin ich gehen wollte - immer der Nase und dem Herz nach, dem Herz des verlorenen, nicht zu Ende gelebten Körpers.

Donnerstag, 27. August - Meine Energie war völlig anders. Ausgeschlafen in meinem wunderbar neutralen Hotel, fühlte ich mich wieder normal, so wie ich mich in Deutschland fühlte. Ich hatte auch nicht mehr das Bedürfnis, weiterzusuchen. Mein linker Fuß schmerzte inzwischen vom Laufen in den letzten zwei Tagen, in denen ich alle bekannten Wege abgehen musste, wie um mich noch einmal zu verabschieden. Ich hatte ja keine Zeit dafür gehabt, bevor sie mich erschossen ...

Also würde ich nur noch in das eine oder andere Museum in der Stadt gehen, aber viel wäre mit dem schmerzenden Fuß nicht mehr möglich.

Die polnische Sprache war witzig! Ich verstand einiges, die Menschen waren wunderbar. Mitten in der Stadt war es sehr ruhig. Ich bummelte humpelnd weiter und entschied mich für eine Schiffsfahrt, damit ich nicht so viel laufen musste. Wir fuhren an der Westerplatte vorbei, einer Danzig vorgelagerten Halbinsel, ehemals ein militärischer Außenposten. Dort begann der Zweite Weltkrieg, als ein deutsches Schiff unter dem Vorwand eines Freundschaftsbesuches anlegte, um Stunden später das Feuer zu eröffnen. 2600 deutsche Soldaten standen ganzen 205 polnischen Soldaten einer Garnison gegenüber. Erst nach Tagen konnte dort nach heldenhaften Kämpfen der Polen deren militärischer Widerstand gebrochen werden.

Anschließend kaufte ich mir noch ein schönes Bernsteinarmband und bummelte am wunderschönen Neptunbrunnen vorbei.

Ich besuchte eine Ausstellung. Was dort ausgestellt wurde, ist mir entfallen, es war nichts, was hängenblieb, doch in einer kleinen, dunklen Nische lag ein Fotoalbum mit Schwarzweißbildern. Dieses Fotoalbum zog mich wieder an. Ich wurde nervös, blätterte darin in der Hoffnung, bekannte Gesichter zu finden. So gelangte ich zu Bildern von der Kunstakademie: Gruppenfotos mit dem Leiter der Akademie, ein bekanntes Gesicht aus dem Traum, auch mit Schnurrbart, wie mein Vater. Auf einem weiteren Bild das Einpacken von Kunstwerken aus dem Museum, die vor den Deutschen in Sicherheit gebracht wurden. Und, ich traute kaum meinen Augen, das Auto auf dem Foto, unser Cabriolet! Also gab es damals tatsächlich solche Autos. Es sah exakt so aus, wie das Auto, von dem ich geträumt hatte.

Und dieser Mann, ich kannte ihn. Wie schwer wurde mir ums Herz und wie glücklich war ich, als ich sein Bild sah. Sein Name? Keine Ahnung.

28. August – Es ging mir nicht so gut, es war mein Rückreisetag – und ich hatte das Haus nicht gefunden. So fuhr ich mit der Straßenbahn hinaus aus der Stadt. Überall sah ich Hochhäuser,

und trotzdem wurde mein Herz hier draußen leichter, mit dem endlosen, weiten, polnischen Himmel über mir, einem Blick bis zum Horizont. Es gab viele Ebenen, im Traum habe ich auch auf einer Ebene gewohnt. Keine Berge ...

Ich saß im Café, trank wunderbaren Latte Macchiato und aß Schokoladenkuchen. Es wollte mir nicht in den Kopf, dass ich das Haus nicht gefunden hatte. Inzwischen war ich mir ganz sicher, dass ich in Oliva gewohnt hatte. Meine Körperreaktion am Vortag war an keiner Stelle so stark gewesen wie an dem unseligen Grundstück. Immer wieder lief in mir ein alter Film ab. Der Straßenbahnschaffner schaute mich seltsam an, als ich an der Endstation sitzen blieb, in Gedanken versunken. Was jedoch selbst mich erstaunte, war die Tatsache, dass ich auch jetzt wieder ohne Stadtplan unterwegs gewesen war und dennoch auf Anhieb alles gefunden hatte.

Heute würde ich mit dem Flug meine Vergangenheit zurücklassen. Vielleicht war es ja nur wichtig für mich, die Wege zu Ende zu gehen, und es spielte letztendlich keine Rolle, dass ich das Haus nicht gefunden hatte? Zwei Stunden hatte ich noch, dann würde ich zum Hotel zurückkehren und mein Gepäck holen. Der Kuchen war aufgegessen, das Glas mit dem Latte leer, die Straße hatte mich wieder, und ich schlenderte mit meinem lädierten Fuß langsam zurück.

Musik lockte mich in eine Bibliothek, an der ich vorüberging. Eine Traube von Menschen stand davor, und ich wollte einen Blick hineinwerfen. Eine Frau nahm mich am Arm und schob mich hinein, bot mir einen Stuhl an, als hätten die

Anwesenden auf mich gewartet. Nach der Musik hielt ein bekannter polnischer Journalist eine Rede zum 60. Jahrestag des Einmarsches der Deutschen. Deutsche Politiker waren nach Danzig gekommen, um Reden zu halten.

Offensichtlich waren aber nicht nur Politiker unterwegs, die sich an den Einmarsch der Deutschen erinnerten - auch die Studentin des Widerstandes war da, die mit ihrem heutigen Körper alten Erinnerungen nachging ... In der wunderschönen Danziger Bibliothek wurde ich nach der Rede von Polen angesprochen (wie so oft vorher) und gefragt, was ich hier tat. Ich stellte wieder Fragen über die Post, aber der ältere Herr, mit dem ich mich unterhielt, konnte mir nicht sagen, wie sie innen aussah, da er selbst zu jener Zeit erst sechs Jahre alt gewesen war. Er gab mir die Adresse von Dr. Pelzzar in der Zentralbibliothek, die mir, wie er sagte, bestimmt weiterhelfen könne. Falls ich etwas in Erfahrung brächte, sei er sehr interessiert an den Ergebnissen. Als ich ihm gewissermaßen meine „Mission" offenbarte, wurde ich wieder von meinen Emotionen überwältigt und musste die Tränen zurückhalten.

Die Zeit, Dr. Pelzzar zu treffen, blieb mir nicht. Hätte ich sie gehabt, wäre meine Reise vielleicht tatsächlich in eine Forschungsreise ausgeartet. So aber war es fürs Erste genug.

6 Verborgene Gaben - Die Entdeckung der Heilkräfte

Viele Jahre lang war ich außerstande, mir meine heilenden Kräfte einzugestehen. Auch heute noch macht mir meine Prägung, nur das zu glauben, was ich sehe und was wissenschaftlich beweisbar ist, zu schaffen und steht mir oft im Weg. Ich habe mein Leben lang gegen meine intuitiven Fähigkeiten angekämpft, aus Angst, für verrückt, zu sensibel oder eine „Esoterikerin" gehalten zu werden. Jetzt ist jedoch die Zeit gekommen, über diese Dinge zu sprechen - und nicht nur darüber zu sprechen, sondern sie auch zu tun; den Geist auf die Erde zu bringen, heilenden Geist, den wir und die Erde dringender denn je brauchen, um unsere zu fest gewordenen Körper verwandeln zu können.

Wendepunkt

Sonntag, 7. März 2010. Meine Tochter packte ihre Kleider. Auslandssemester. Und ich wollte schon lange einmal meine Angelegenheiten regeln und die Mappe mit den Unterlagen ordnen. Wie sonst sollten meine Kinder nach meinem Tod wissen, wo meine Kontonummern, meine Pins zu finden sind? Was für Versicherungen ich habe?

Schon lange lag die Vorsorgemappe bereit. Immer wieder hatte ich es aufgeschoben. Es war höchste Zeit, ich konnte es ja nicht ewig vor mir herschieben. Also machte ich mich daran.

Womit anfangen? Ich blätterte die Mappe durch. Lebensversicherungen irgendwo in der Mitte. Das erschien mir am einfachsten. Also: Papiere suchen, eintragen. Es waren drei Versicherungen, das hatte ich selbst nicht mehr gewusst. Die Darlehen der Wohnung waren abgesichert.

Was, vor der Beerdigung muss die Versicherung benachrichtigt werden? Warum denn das? Um nachzuprüfen, ob ein natürlicher Tod vorliegt. Sie haben also das Recht, mich aufzuschneiden. Ganz schön dreist, wobei – in manchen Fällen könnte das sicher sinnvoll sein. Tochter, wusstest du das? – Keine Antwort; sie war beschäftigt, *as usual*.

Ausfüllen, drei Seiten, was für ein trockenes Zeug: Versicherungsnummern suchen, Telefonnummern, Versicherungshöhe. Wo hatte ich bloß all die Unterlagen? Die Zeit verging. Neun

Uhr. So ein Quatsch, gab es denn nichts Entspannenderes zu tun an einem Sonntagabend? Musik hören, lesen? Was sollte mir schon passieren? Außer zur Arbeit fuhr ich nirgendwohin. Derzeit war ich sehr häuslich - keine größeren Reisen, nichts. Ich klappte die Mappe zu, ließ die drei Seiten mit den Lebensversicherungen liegen und wandte mich der Entspannung zu, was mir allerdings nicht wirklich gelang.

Die Feuerwehr schnitt mich aus dem Wrack. Der letzte Blick galt dem Himmel: Lasst mich noch einmal den Himmel sehen ... drei Tage später kam ich aus dem Krankenhaus, nach einem schweren Autounfall auf der Fahrt zur Arbeit. Mich traf keine Schuld. Die Ärzte sprachen von einem Wunder, dass ich überlebt hatte. Totalschaden. Monate vergingen, bis ich wieder richtig sprechen und denken konnte.

Das war der Wendepunkt: der 8. März 2010. Mein Astralkörper war bei dem Unfall von meinem materiellen Körper weggerissen worden, die Zentrifugalkraft des Schleuderns hatte ihre Wirkung getan. Dadurch hatte ich meinen physischen Körper nicht mehr im Griff, er zuckte, wann immer er wollte, von Kopf bis Fuß. Es erschien mir wie eine unüberwindbare Herausforderung, von einer Bushaltestelle zum Ziel zu gelangen, mein Körper war unbrauchbar, ich hatte keine Ahnung, wie ich mir Essen zubereiten sollte, und auch keine Kraft dazu. Ich konnte mich nicht mehr erinnern, wo ich mein Trinkglas einen Augenblick zuvor abgestellt hatte. Meine Wohnung war zwar nicht so groß, dass mir nicht alles später wieder begegnete, doch mir war alles fremd. Mein Körper, Namen von Freunden? Keine Ahnung! Hauptsache, sie waren da. Sonst hätte ich nicht gewusst, wie ich zu Essen gekommen wäre.

Meine lieben Freundinnen erkannten meine Lage glücklicherweise und sorgten für mich. Die menschliche Daseinsebene kam mir wie ein dichter Nebel vor, freudlos und ohne erhellendes Bewusstsein und Liebe. Mehr als dumpf. Jeder sah nur sich selbst. Ohne Lachen, ohne Humor. Ich hatte absolut keine Lust mehr, in diesen Nebel da unten zurückzukehren. Und doch musste ich - da mein Körper, von kleinen Schnittwunden im Gesicht abgesehen, praktisch unversehrt war - hinabsteigen und meine Körperfunktionen wieder erobern.

Während des Prozesses, in dem mein Astralkörper und wahrscheinlich noch andere Energien sich aufs Neue zusammenfügten, entstand langsam wieder ein Gefühl für meinen Körper - feiner wahrnehmend, fließender, sensibler. Ein Gefühl, das ich von meiner frühen Kindheit kannte. Offen, weich.

Es ist schwierig zu beschreiben. Die in meiner Kindheit von anderen abfällig als „Übersensibilität" bezeichnete Empfindsamkeit stellte sich wieder ein. Ich konnte wieder Energien fühlen, die durch meine Hände flossen, erkannte Gedanken von Menschen und fühlte intuitiv Störungen.

Ich erinnerte mich an „zufällige" Besserungen von Kopfschmerzen, wenn ich bei Freunden meine Hände auf deren Kopf legte; an Energieströme, die durch meine Hände flossen, als ich einen Neffen im Krankenhaus besuchte, und an einige andere Situationen, in denen ich anwesend war, wenn Besserungen eintraten - was ich aber, wenn ich darauf angesprochen wurde, jedes Mal erschrocken von mir wies, als sei ich mit einem Makel behaftet, wenn ich damit in Verbindung gebracht würde.

Sonnenklar war für mich nach dem Autounfall, dass ich mich um meine Gaben kümmern musste und offensichtlich noch einige Aufgaben „im Nebel" zu erledigen hatte. So beschäftigte ich mich mit ayurvedischen Heilprozessen. Ich nahm auch Kontakt mit Panayiota Theotoki-Atteshli auf, die die Lehren ihres verstorbenen Vaters weitergab. Er war ein weltbekannter Heiler gewesen, bekannt als Daskalos. Ich reiste nach Zypern, wo er gelebt hatte, um mehr von seinem Wirken zu erfahren. Schon 1980 hatte ich Bücher von und über Daskalos gelesen und von seinen spektakulären Heilerfolgen und Heilungstechniken gehört.

Damals schon wäre ich gerne nach Zypern gefahren, um ihn zu treffen. Meine Lebensumstände hatten dies jedoch nicht erlaubt. So holte ich es im Herbst 2010 nach und besuchte während der folgenden zwei Jahre mehrere Heilmeditationskurse seiner Tochter Panayiota, die mir dann in einem persönlichen Gespräch Mut zusprach, meine heilenden Gaben direkt anzuwenden und meine Hände einzusetzen, wenn ich dazu ohne Heilmeditation in der Lage sei. Das gab mir den letzten Impuls, Mut zu fassen und es bewusst auszuprobieren.

Zu Hause wartete schon Gisela, eine Freundin, die meine Gaben kannte und von mir behandelt werden wollte. Ich hatte sie vertröstet, da ich nicht Energien durch mich hindurchfließen lassen wollte, die ich nicht kannte und die vielleicht Schaden anrichten würden. Ich wollte wählen, mit welchen Energien ich arbeiten wollte und mit welchen nicht, wollte wissen, woher sie kamen, und den Prozess steuern. Das tat ich dann auch und bat die reine Christus-Licht-Energie, durch mich zu wirken. Gegenüber allem anderen hatte ich ein unsicheres Gefühl, daher musste ich die Möglichkeit ausschließen, dass negative Energien durch mich hindurch zu anderen flossen. In dieser Tradition schließe ich mich den Heilenergien an, mit denen auch Daskalos verbunden war.

Aber nun von vorne, in chronologischer Abfolge, der Bericht über meine Berührungen und Erfahrungen mit den Kräften, die durch mich und meine Hände fließen können. Lange habe ich diese Erfahrungen verborgen gehalten.

Romano

Im Jahre 1998, an einem Freitagabend, besuchte ich einen Salsa-Tanzkurs. Schon als Kind liebte ich es, zu tanzen. Wenn ich tanze, bin ich bei den Sternen, ich vergesse alle Probleme und schwebe… Romano, mein Salsa-Lehrer, lag an diesem Abend leidend auf dem Sofa in seiner Tanzschule und klagte über starke Kopfschmerzen. Da er nicht selten einen Hangover hatte, lachte ich über ihn und strich mit meiner Hand, ohne darüber nachzudenken, über seinen Kopf. „Stopp, lass deine Hand da liegen, du hast magische Hände", posaunte er, sodass es alle Umstehenden hören konnten. Sie hat magische Hände!"

Ich lachte über seinen Witz. Es war mir peinlich. Romano wurde ernst und meinte, doch, ich solle meine Hände auf seinen Kopf legen. Immer zu Scherzen aufgelegt und obwohl ich ihn nicht ernst nahm, ließ ich meine Hände auf seinem Kopf und konzentrierte mich darauf. Nach ein paar Minuten verkündete er, es werde bereits besser, ich hätte wirklich magische Hände! Wenig später behauptete er, seine Kopfschmerzen seien vollkommen verschwunden. Ich lachte und ging tanzen. Er versicherte mir noch öfter an jenem Abend und auch später noch, seine Kopfschmerzen hätten sich wirklich verflüchtigt und meine Hände seien magisch. Ich tat es innerlich als Autosuggestion ab.

Ich musste nochmals zwölf Jahre warten, um zu meinen eigenen Kräften und Möglichkeiten, anderen zu helfen, stehen zu können.

Erik

Das erste Mal, als ich unbewusst erlebte und spürte, dass ich mit meinen Händen Unsichtbares spüren konnte und stark pulsierende Energie sie durchströmte, ergab sich mehr oder weniger zufällig. Erik, mein Neffe, lag 2004 im Krankenhaus. Er hatte schon seit Jahren Magenkrebs, obwohl er erst Anfang Dreißig war, und lebte ohne Magen. Dass er nach einer erneuten Operation wieder einmal im Krankenhaus lag, war nichts Ungewöhnliches. Eigentlich war es ein einfacher Eingriff, bei dem Verwachsungen in dem Darm entfernt werden sollten. Nach der Operation kam es allerdings zu Komplikationen, und sein Zustand wurde sehr kritisch.

Die Ärzte hatten seine Eltern angerufen und ihnen mitgeteilt, dass Erik sehr wahrscheinlich sterben würde. Seine Mutter rief mich in Tränen aufgelöst an und erzählte es mir. Schon am Telefon stieg eine starke Wut in mir auf. Wie konnten die Ärzte das nur sagen? In jenem Augenblick wusste ich nicht, warum, aber ich spürte einen starken Impuls, Erik im Krankenhaus zu besuchen. Es war, als würde mich ein Magnet dorthin ziehen. So fuhr ich am nächsten Tag, meiner Intuition folgend, die 200 Kilometer zu Erik.

Seit Jahren hatte ich ihn nicht gesehen. Wohl hielt ich mich als junges Mädchen viel in seiner Familie auf und erlebte ihn als kleines Kind, als ich ihn und seine Geschwister hütete und mit ihnen spielte. Auch zu seiner Mutter hatte ich eine Herzensbeziehung und habe es immer noch. Es tat mir weh, sie so verzweifelt zu erleben, und ich wollte so gerne helfen.

Erik lag, an einen Beatmungsapparat und alle möglichen Schläuche angeschlossen, in seinem Bett. Ich nahm seine Hand, ohne darüber nachzudenken, und fühlte nach kurzer Zeit eine enorme, pulsierende Energie durch unsere Hände fließen. Er hat eine enorme Lebensenergie! - so dachte ich damals, da ich auf die Richtung des Pulsierens nicht achtete.

Ich führte ein Gespräch über das Sterben mit ihm und fragte ihn, ob er sterben wolle. Da schüttelte er so vehement seinen Kopf, wie es ihm in seiner Eingeschränktheit zwischen den Schläuchen möglich war. Ich sagte ihm, er habe eine enorme Lebensenergie, die ich spürte. Es pulsierte stark und rhythmisch durch meine und seine Hand. Und ich erklärte ihm, dass er mit dieser Kraft nicht sterben würde. Warum ich das in der Situation sagen musste, wusste ich damals selbst nicht, aber ich war mir sicher, dass dieses Mal die Ärzte nicht Recht behalten würden.

So saß ich mindestens eine halbe Stunde und ließ es pulsieren. Dann legte ich seinen Kopf in meine Armbeuge, dass er darin lag wie ein Baby. Er genoss das sichtlich, die Zuwendung tat ihm so gut, ich konnte es direkt spüren.

Meinen Impuls, seine Füße zu massieren, drückte ich weg, das war mir doch zu riskant. Aber es war klar, dass er eine Fußreflexzonen-Massage bräuchte, um noch einen Aktivierungsimpuls für seine inneren Organe zu setzen, damit sie wieder selbstständig arbeiten konnten. Das traute ich mir allerdings in der prekären, lebensbedrohlichen Situation, in der Erik war, nicht zu, da ich um die Wirksamkeit wusste, wenn die richtigen Stellen aktiviert wurden, aber auch um die Wirksamkeit, falls ich die falschen Stellen erwischte. So beließ ich es dabei und fuhr wieder nach Hause. Am selben Abend rief ich seine Mutter an, um ihr zu sagen, dass Erik weiterleben würde, die Ärzte das jedoch nicht wissen konnten. Ich war mir absolut sicher, dass Erik mit dieser pulsierenden Energie, die durch unsere Hände geströmt war, nicht sterben konnte. So war sie ein wenig getröstet.

Zwei Tage später rief mich Eriks Mutter an und berichtete, dass am selben Tag, an dem ich bei ihm gewesen war, abends ihr Heilpraktiker ihn im Krankenhaus besucht habe, um ihm eine Fußreflexzonen-Massage zu verabreichen. Er habe den Besuch nicht geplant und sei spontan, intuitiv gekommen. Vonseiten der Ärzte hieß es nun, Erik hätte es geschafft!

Ich erschrak darüber, dass ich Recht behalten hatte, und war froh, dass meine Tante glaubte, die Fußmassage habe ihrem Sohn das Leben gerettet. Ich ahnte damals nur, was geschehen war. Heute weiß ich, dass ich nicht Eriks Lebensenergie gespürt hatte, sondern eine andere Energie durch mich zu ihm floss. Das großartige Zusammenwirken meiner Intuition mit der Intuition jenes Heilpraktikers, den ich nicht einmal kannte, gehört zu den vielen Wundern, die ich erlebt habe.

Ist es nicht so, dass täglich um uns herum Wunder geschehen und wir sie nicht wahrnehmen?

Gisela

Gisela, einer Freundin, erzählte ich eines Tages von der Energie, die durch meine Hände geht. Sie litt seit Jahren unter einer „frozen shoulder", konnte den linken Arm nicht mehr heben und hatte Tag und Nacht Schmerzen. Da die verordneten Schmerzmittel und Medikamente nichts nützten und die Ärzte sie operieren und dabei Nerven durchtrennen wollten, riet ich ihr, es doch vorher mit alternativer Medizin zu versuchen. So ermutigte ich sie, zu einem Heiler zu gehen, der jedoch nach dreimaliger Behandlung bei ihr nichts bewirkte. Das schien mir nicht schlüssig, da ich genau spürte, dass der Heiler sehr gut arbeitete.

Ich sagte dann einmal im Gespräch so dahin, dass ich es probieren könne, wenn sie wolle, sie sei dann sozusagen mein Versuchskaninchen. Sie wollte, aber ich zögerte es dann doch hinaus, da mich mein unbedachter Schneid verlassen hatte und mir das theoretische Hintergrundwissen zur Durchführung von Heilsitzungen fehlte. So vertröstete ich Gisela und erklärte ihr, dass ich zuerst einen Kurs machen wolle, um zu wissen, wie ich vorgehen sollte und welchen Energien ich erlauben konnte, durch mich hindurchzufließen.

Also besuchte ich den Heilmeditationskurs bei Panayiota. Das war eine sehr tiefgreifende Erfahrung für mich: Menschen zu treffen, die auch auf dem Weg des Heilens sind, und mit ihnen zu arbeiten. Nach diesem Kurs wagte ich es dann, Gisela zu behandeln - allerdings vorerst ohne den Anspruch, dass die Behandlung auch von Erfolg gekrönt sein müsse.

Ich vertraute auf meine gesunde Intuition, reinigte den Platz und das Wohnzimmer, indem ich ein Gebet sprach und um mich weißes Licht visualisierte, um vor eventuell austretenden negativen Energien geschützt zu sein. Dann arrangierte ich zwei Stühle, die einander gegenüber standen, und wir saßen eine Weile in Stille. Ich konzentrierte mich auf Gisela in dem Wunsch, ihr zu helfen, ohne äußerlich etwas zu tun, und schwang mich in ihr Energiefeld ein.

Ich stellte ein paar Fragen, die im Raum standen und die sie beantwortete. Die Fragen bezogen sich auf die Trennung von ihrem Mann vor einigen Jahren.

Plötzlich begann sie aus ihrem linken Nasenloch heftig zu bluten. Reflexartig wollte sie das Blut wieder hochziehen, doch ich hinderte sie daran und gab ihr Taschentücher, damit alles ablaufen konnte. Ich sah, dass das Blut geronnene, verfestigte Tränen waren, die sich nun lösten. So saß sie längere Zeit und blutete ein Taschentuch nach dem anderen voll. Um ehrlich zu sein: Für mich war das einerseits unerklärbar, obwohl ich andererseits gleichzeitig die Zusammenhänge wahrnahm. Im ersten Augenblick war ich selbst etwas erschrocken, von meiner Intuition her war aber alles richtig so.

Als der Blutstrom aufhörte, legte sich Gisela auf den Boden, und ich deckte sie zu. Meine Hände gingen an ein paar Stellen ihres Körpers, und ich kann heute nicht mehr sagen, wann die Zuckungen in Giselas linkem Arm losgingen. Unwillkürliche, starke Muskelkontraktionen, wie wir sie alle kennen, wenn uns manchmal ein kleiner Teil, zum Beispiel das Augenlid, zuckt – nur, dass es bei ihr die ganze linke Schulter mit dem Arm war, die nicht mehr aufhören wollte zu zucken. Gisela wusste nicht, wie ihr geschah: „Christa, schau doch, was ist denn mit meinem Arm los?", fragte sie. Die Muskeln hatten angefangen, sich zu bewegen, um durch die Zuckungen die Verklebungen zu lösen, die sich in der Schulter gebildet hatten. Am Schluss der Sitzung setzte ich mich an ihre Füße und hielt ihre Fußgelenke in den Händen, um die frei gewordenen schlechten Energien über die Füße abzuleiten und abfließen zu lassen.

Was dann geschah, kann ich auch heute nicht so richtig glauben, aber es hat sich tatsächlich so zugetragen: Die Füße begannen zu stinken – eklig! Es zogen Schwaden mit ammoniakartigem Gestank vor meiner Nase nach oben (ich saß auf dem Boden und hielt ihre Füße direkt vor mir). Es war so heftig, dass ich einen heftigen Hustenanfall bekam. Besorgt fragte Gisela, was mit mir los sei, ob ich erkältet sei. Die Schwaden zogen an mir vorbei, irgendwann hörte der Gestank auf, sodass ich ihre Füße loslassen konnte und die Sitzung mit einem Dank beendete.

Es war klar, dass dies nur ein Anfang gewesen war und noch viel mehr gelöst werden musste, da sich in ihrem linken Arm enorme Verklebungen durch unverarbeitete Gefühle gebildet hatten, aber ein Anfang war gemacht – bei ihr in Richtung Heilung und bei mir in Richtung Heilen. Dieser Prozess war so unglaublich, und wir haben ihn beide erlebt, sonst würde ich heute wieder daran zweifeln, wie ich vor meinem Unfall so oft die Zeichen anzweifelte, die sich zeigten.

Das war die erste Behandlung, die ich bewusst durchführte, und der Anfang, dazu stehen und darüber sprechen zu können. Gisela

und ich haben so noch ein paar Mal zusammengearbeitet, und jedes Mal reagierte ihr linker Arm extrem mit Zuckungen oder Schmerzen. Später ging sie in eine psychosomatische Klinik, in der sie ihre Gefühlsschmerzen verarbeiten konnte. Inzwischen ist sie schmerzfrei und kann ihre Schulter und den Arm wieder wunderbar bewegen. Gisela konnte jahrelang durch Psychopharmaka ihre Schmerzen unterdrücken, aber dieses Beispiel zeigt, dass sich unverarbeitete Gefühle als Krankheit im Körper manifestieren.
Irgendwo müssen sie ja schließlich hin, die armen, ungesehenen Gefühle, oder?

Maria

Maria, eine Freundin, rief mich. Ich vernahm es deutlich, und der Drang, sie nochmals im Hospiz in Baden-Baden zu besuchen, wurde täglich größer, bis er unerträglich wurde und ich mich kurzerhand in mein Auto setzte, um die zwei Stunden Fahrt hinter mich zu bringen. Sie lag schon seit ein paar Wochen im Hospiz mit ihrem erneut ausgebrochenen Krebs. Beim letzten Besuch, als sie noch zu Hause war, sah ich sie totgeweiht, aber ihr Glaube an das Leben und ihre Besserung waren unerschütterlich. In Baden-Baden angekommen, setzte ich mich zu ihr ans Bett und nahm ihre Hand in meine. Sie konnte nicht mehr sprechen. So stellte ich mich auf ihre Gedanken und Gefühlsebene ein, bis ich den Strom durch meine Hand in ihre deutlich spürte.

Sie hatte Angst vor dem Tod, deshalb hielt sie krampfhaft an ihrem Körper fest. Sie spürte offensichtlich den Strom in unseren Händen, denn sie blickte mich plötzlich an. Ich erklärte ihr, dass ich ihre Gedanken spürte, und so antwortete ich auf ihre Gedanken, auf ihre Freude, die sie empfand, dass ich sie besuchte, und empfing ihren Dank dafür. So ging es eine Weile hin und her, und ich sagte ihr, wie schön ihre Seele sei, sie sei eine wunderschöne Frau, obwohl ein geschundener, fast nicht wiederzuerkennender Körper vor mir lag. Doch immer noch hatte ihre Seele diese schöne Ausstrahlung, die auch von ihrem Leib ausging.

Dann sprach ich über ihre Angst und ihren Körper, den sie nun beruhigt hier lassen könne, und über das freie Leben ohne Körper, über das Weiterleben der Seele. Sie schaute mir dabei so wach und intensiv in die Augen und ich ihr, dass es eine direkte Begegnung von Seele zu Seele wurde.

Ich weiß nicht, ob der Reinkarnationsgedanke jemals zu Marias Glaubenssätzen gehörte, doch Maria war eine sehr intelligente, offene Seele, und sie verfolgte jedes meiner Worte und Gedanken auf das intensivste.

Ihre Schwester, die anfangs auch im Zimmer gewesen war, hatte uns schon lange allein gelassen. Nach unserem Gespräch wurde Maria sehr müde und bemühte sich, die Augen offen zu halten, damit ich nicht wegginge. So legte ich ihr nahe, einfach die Augen zu schließen, und versprach ihr, dass ich bei ihr bleiben und noch ein wenig ihren Schlaf bewachen würde. Ich verabschiedete mich von ihr, und sie glitt in einen tiefen, entspannten Schlaf.

Ihre Schwester kam zurück und war erstaunt, dass Maria so tief schlief, da sie vorher immer sehr unruhig war. Ein wenig später traf ein guter Freund Marias ein, der meinte, in dem Raum sei eine ganz besondere, intensive, schöne und spirituelle Energie und schaute mich dabei an. Er hatte von unserem Seelengespräch wirklich nichts mitbekommen, und ich war auch ziemlich erstaunt, dass dieser ältere Herr das wahrnehmen konnte. Offensichtlich gab es noch mehr Menschen, die intuitiv begabt waren!

Drei Tage später erreichte mich die Nachricht, dass Maria die Schwelle des Todes überschritten hatte.

Hans-Jürgen

Ein guter Freund bat mich 2011, seinen Rücken anzuschauen, da er starke Schmerzen hatte. Sehr schnell stellte ich fest und sagte ihm, dass sein Rücken total „zu“ sei. Es fühlte sich an wie eine eingebaute Metallplatte! Ich massierte ein wenig, er ließ mich jedoch nicht „ran“. Das sagte ich ihm. Ich konnte nicht viel ausrichten. Danach wurde er ziemlich schweigsam. Ich ging wieder nach Hause, und er erwähnte nichts mehr davon. Drei Tage später rief ich bei ihm an und erkundigte mich, ob sich etwas getan hätte. Er klagte, seine Schmerzen seien die Tage nach meiner Behandlung stärker geworden.

Ich konnte mir das überhaupt nicht erklären, das war äußerst ungewöhnlich! Wenn es zu einer Verschlimmerung kam, dann durfte sie nicht länger als einen Tag anhalten - drei Tage war definitiv zu lange. Ich zweifelte an meinen Möglichkeiten und war überzeugt davon, dass eine kleine Besserung hätte eintreten müssen. Irgendetwas stimmte hier nicht.

Die Lösung erfuhr ich erst ein halbes Jahr später. Er hatte seit einem Jahr neben seiner Partnerin noch eine andere Beziehung, die er verheimlichte. Da ich mit seiner Partnerin ebenfalls eng befreundet war, wollte er mich logischerweise nicht den Grund seiner immensen Verspannungen wissen lassen. Deshalb hatten sich wohl seine Schmerzen nach der Behandlung verstärkt. Die Öffnung der Rückenmuskulatur musste er die folgenden Tage nach der Behandlung schnell wieder verschließen, sonst wäre ein Prozess in Gang gekommen, der das Offenlegen der Wahrheit erfordert hätte. Als seine Partnerin sechs Monate später die Wahrheit herausfand, brach die „Metallplatte“, er bekam einen Bandscheibenvorfall! Es ist hinreichend bekannt - auch in der allopathischen Medizin - dass Bandscheibenprobleme psychosomatisch sind. So zeigt uns die Geschichte Hans-Jürgens, wo in manchen Fällen Krankheitsursachen zu suchen sind.

Karen

Karen litt unter starken Rückenschmerzen und bat mich um eine Behandlung. Wie so oft, tauchte statt des Rückens und eines vermuteten anderen Themas bei mir immer wieder ihre Mutter auf, und wir gingen in das Thema hinein, sodass Karen einige Dinge mit ihrer noch lebenden Mutter klären konnte. Es wurden Gefühle freigesetzt, die sich bei Karen körperlich im Rücken festgesetzt hatten.

Am Schluss der Behandlung hatte ich dasselbe Phänomen der „stinkenden Füße“ – ein Gestank, der mir fast den Atem raubte und der in Form von Schwaden aus den Füßen nach oben zog. Das geschieht häufig, wenn ich am Schluss der Behandlung die Fußgelenke in den Händen halte und die gelöste Energie nach unten in die Füße leite.

Heute weiß ich immer noch nicht, ob nur ich den Gestank wahrnehme oder ob er objektiv da ist. Vielleicht sollte sich einmal jemand neben mich setzen und eine „Riechprobe“ nehmen. Die Rückenschmerzen bei Karen waren nicht in einer Sitzung zu lösen, da so viel ungelöste Gefühle und Erlebnisse auf ihrem Rücken lasteten, die sie (noch) nicht loslassen wollte. In einer der Sitzungen tauchte eine schon länger beendete Beziehung auf, von der sie sich noch nicht gelöst hatte und die sie in anderer Variation mit einem anderen Mann weiterführte. Die Beziehung war zwar materiell gesehen beendet, Karens Energien hingen jedoch noch an einigen

„Fäden" mit ihrem früheren Partner zusammen. Die Fäden lösten wir, und das Thema war erledigt.

So konnten wir zwei Wochen später zum nächsten Thema übergehen. Dass die Verspannungen im Rücken nicht gelöst werden konnten, solange die Problematik mit einem anderen Partner weitergelebt wurde, versteht sich von selbst. In der folgenden Sitzung beklagte sich Karen bitter über ihren gefühllosen verstorbenen Vater, von dem sie, wie sie sagte, nie Liebe erhalten hatte. Da spürte ich hinter mir jemanden auftauchen – die Seele ihres Vaters. Deutlich gewahrte ich, dass das, was seine Tochter mir da erzählte, nicht richtig war. Er stand traurig da, und ich sagte Karen, die Seele ihres Vaters sei anwesend. Ich spürte, dass er ihr gerne noch etwas sagen wollte, aber nicht mehr sprechen konnte (er war ja tot). So trat ich in einen Gedankenaustausch mit ihm ein und erklärte ihm, dass ich für ihn sprechen könne, als Brücke zwischen den Welten. Dann übersetzte ich seine Gedanken, dass er sie sehr geliebt hätte, direkt durch meinen Mund. Er erklärte ihr, warum er ihr dies nie zu Lebzeiten hatte sagen können. Das löste bei Karen viele Gefühle und Tränen aus, und sie gelangte in einen sehr heilsamen, versöhnlichen Prozess mit ihrem Vater. So können alte Verletzungen noch heilen, selbst mit Seelen, die nicht mehr in der materiellen Welt weilen.

Astrid

Meine Kollegin kam morgens mit einer schlimmen Migräne zur Tür herein. Sie hatte solche Schmerzen, dass sie nur noch verschwommen sehen konnte - und das ausgerechnet an diesem Morgen, fünfzehn Minuten vor einem wichtigen Termin! Da sie von meinen Heilfähigkeiten wusste, bot ich ihr meine Hilfe an.

Ich hielt meine Hände ungefähr zwanzig Zentimeter über ihren Kopf und elektrisierte mich fast, so eine starke Spannung spürte ich an meinen beiden Handinnenflächen! Es fühlte sich an wie ein riesiger Energieknäuel über ihrem Kopf. Kaum breitete ich meine Hände darüber, behauptete sie, sie könne wieder gut sehen, und die Schmerzen seien verschwunden. Es dauerte tatsächlich keine drei Minuten, und die Spannung über ihrem Kopf löste sich auf. Sie erzeugte bei mir eine Hitzewelle, die meinen ganzen Körper erfasste und durch mich hindurch wieder in die Erde strömte. Astrids Migräne war wie weggeblasen. Ich hatte allerdings wegen des Zeitdrucks meine Vorsichts- und Schutzmaßnahmen vergessen, deshalb erreichte mich die Energie der Migräne als Hitze- und Schwitzanfall.

Anhang

Übungen zur Ausbildung geistiger Wahrnehmungsorgane

Traumtagebuch

Eine sehr einfache Übung ist das Traumtagebuch. Legen Sie sich ein Buch und einen Stift direkt neben das Bett. Wenn Sie aufwachen, denken Sie nicht nach, sondern greifen Sie zu dem Buch und schreiben Sie die Eindrücke der Nacht auf. Die zuerst flüchtigen Traumbilder werden deutlicher, je länger Sie die Übung machen. So können Sie nach einiger Zeit die Intensität und Aussage verschiedener Träume unterscheiden. Bei dieser Übung ist es wichtig, nicht aufzustehen, nicht zu reden und möglichst nicht nachzudenken, bevor Sie zum Stift greifen. So lässt sich auch mitten in der Nacht ein Traum notieren, aus dem Sie erwacht sind, der sich andernfalls nach dem Wiedereinschlafen verflüchtigen würde und bis zum Morgen vergessen wäre.

Rückschau

Nehmen Sie sich jeden Abend etwa zehn Minuten Zeit für diese Übung. Setzen Sie sich hin, und versenken sich in den vergangenen Tagesablauf. Gehen Sie dabei rückwärts vor, also vom Abend bis zum Morgen, bis Sie beim Zeitpunkt des Erwachens angelangt sind. Vermeiden Sie es, in die erlebten Gefühle hineinzugehen. Lassen Sie stattdessen die Geschehnisse einfach an sich vorbeiziehen, wie einen Film, mit innerem Abstand. Das klingt zwar sehr einfach, aber Sie werden feststellen, dass Disziplin erforderlich ist, um sich nicht in die vergangenen Ereignisse hineinziehen zu lassen – es erfordert etwas Übung. Je länger Sie jedoch diese Rückschau praktizieren, desto besser wird es Ihnen gelingen, den emotionalen Abstand zu wahren, nicht abzuschweifen oder dabei einzuschlafen. Diese Übung fördert die Entwicklung zur Vorausschau, das heißt, Sie lernen, Situationen bis zu ihren Anfängen zurückzuverfolgen. Sie werden feststellen, dass oft kleinste Anlässe, unbedacht Gesagtes oder sogar nur gedachte Gedanken und Haltungen weitreichende Folgen haben können.

Fünf-Minuten-Meditation

Nehmen Sie einen kleinen Gegenstand, legen Sie ihn vor sich hin. Das kann ein ganz einfaches Objekt, wie ein Glas, ein Stift etc. sein. Betrachten Sie ihn ganz genau. Legen Sie ihn beiseite, und erinnern Sie sich anschließend genauestens an Farbe, Form, Größe, Material. Lassen Sie den Gegenstand auf diese Weise Kraft ihrer

Gedanken nochmals vor sich entstehen. Beteiligen Sie ihr Gefühl aber nicht an diesem Vorgang, sondern richten Ihre Aufmerksamkeit ausschließlich auf die Genauigkeit der äußeren Betrachtung! Diesen Gegenstand können Sie jederzeit an jedem Ort vor Ihrem inneren Auge wiedererstehen lassen.

Die Fünf-Minuten-Meditation ist eine wunderbare Übung zur Imagination und zur vorurteilslosen Betrachtung. Das innere Auge, häufig auch „drittes Auge" genannt, wird dabei sensibilisiert.

Weitere Hinweise

Sehr hilfreich sind die Meditationen, die von Rudolf Steiner in seinem Werk *Wege der Übung* (Verlag Freies Geistesleben, 2006) dargelegt werden.

Doch welche Meditation auch immer Sie sich in dem inzwischen sehr breiten Angebot aussuchen wollen, die wichtigste Maxime sollte für Sie stets sein, dass Sie mit dem Bewusstsein die Vorgänge durchdringen und nicht das Bewusstsein an irgendwelche Meister abgeben, die dann für Sie entscheiden dürfen. Auch in der Meditation - oder besonders dann - müssen Sie mit Ihrem Körper so gut verbunden bleiben, dass Sie am Weltgeschehen und Weltenwandel tatkräftig mitwirken können, gerade im Alltag!

Aufstellungen zur Heilung

Familienaufstellungen sind vielen aus der Arbeit nach Bert Hellinger bekannt. Es kann sehr heilsam sein, auch mit schon hinübergegangenen Seelen Dinge zu klären, damit Muster, die von Generation zu Generation weitergegeben und von uns übernommen worden sind, aufgelöst werden können. Desgleichen kann es förderlich sein, Familiengeheimnisse zu lüften, damit wir sie nicht weitertragen müssen. Wenn das Bewusstsein für sichtbare und unsichtbare Welten von der Leiterin oder dem Leiter einer solchen „Familienaufstellung" verantwortungsbewusst eingesetzt wird und Prozesse, die bei den Teilnehmer/innen ausgelöst werden, achtsam begleitet werden bzw. nur so weit stattfinden, wie diese in der Lage sind, sie zu ertragen und zu verarbeiten, dann können Aufstellungen sehr wirkungsvoll sein.

Das sind wichtige Punkte, die bei Aufstellungen beachtet werden müssen. Leider musste ich selbst einmal einen ausgebildeten Therapeuten erleben, bei dem die Aufstellung wild aus dem Ruder lief, da er für diese hoch spirituelle Art der Therapie keine spirituellen Voraussetzungen geschaffen hatte. Der Therapeut selbst war in diesem Falle ein sehr materialistischer Mensch, der die Existenz unsichtbarer Welten leugnete, also eigentlich überhaupt nicht verstand, mit welchen geistigen Kräften er selbst arbeitete: „Es funktioniert, also stimmt es", war seine Devise.

Teilnehmer/innen brachen in der Sitzung zusammen, und ein Teilnehmer fand lange nicht mehr aus der Rolle, für die er stand, zurück zu sich selbst. Ich selbst musste aus dem Raum gehen, mir wurde so übel und ich fühlte mich so schwach, dass ich eine Woche brauchte, um wieder auf die Beine zu kommen.

Wir sollten unbedingt wissen, mit welchen Energien wir arbeiten, welchen unsichtbaren Mächten wir uns öffnen und wen wir einladen, ohne es vielleicht zu wollen. Es kann durchaus sein, dass die dahinterstehenden Kräfte stärker sind als gedacht, und was dann? Dann geht es uns wie dem Zauberlehrling: „Die ich rief, die Geister, werd' ich nun nicht los."

Aus diesem Grunde ist es unerlässlich, einige Punkte zu beachten. Wir können nicht mit unserem Alltagsbewusstsein mit Wesen aus anderen Ebenen zusammenarbeiten. Erhöhen wir aber unsere eigenen Schwingungen, kommen wir den Schwingungen nicht mehr körperlicher Wesen ein klein wenig näher. Das kann durch Meditation, Gebet, Visualisierungen, Gedanken bewirkt werden. Wesenheiten oder Energien, die dem Geschehen oder den Teilnehmer/innen schaden könnten, müssen außerhalb des Prozesses bleiben. Aus diesem Grunde sollte um die Teilnehmer/innen zum Beispiel weißes Licht visualisiert werden, als Schutzschild, oder Engel können gebeten werden, zu schützen. Ich habe im Folgenden die wichtigsten Rahmenbedingungen für eine Arbeit mit geistigen Dimensionen und Wesen aufgeschrieben.

Rahmenbedingungen für Heilsitzungen und Heilkreise

Bedingungen für eine begleitete Aufstellung

1. Der Raum wird energetisch gereinigt.
2. Die Therapeutin schafft durch Visualisierung einen Rahmen bzw. geistigen Raum mit weißem Licht, innerhalb dessen aufgestellt wird.
3. Die Gruppe wird vor schädlichen Einflüssen geschützt, indem entsprechende Engel als Wächter oder der Christus-Geist eingeladen werden.
4. Therapeut/innen sollten fähig sein, die Seelen zu erkennen, die auftauchen.
5. Jede sichtbare und unsichtbare Seele will mit Ehrfurcht und Respekt behandelt werden.
6. Nach jeder Aufstellung sollte den aufgetauchten Seelen für die Hilfe gedankt werden. Dann können sie verabschiedet werden.
7. Erst dann können sich die Teilnehmer/innen wieder an ihre Plätze begeben.
8. Im Schlusskreis bedanken sich die Anwesenden bei allen beteiligten, helfenden Wesen, die uns während des Heilkreises zur Seite standen.

Bedingungen für eine Heil- oder Therapiesitzung

1. Die Heilerin oder der Heiler sind selbst in einem psychisch, seelisch stabilen Zustand.
2. Emotional sollte die Heilerin/der Heiler nicht an Probleme gebunden sein, bzw. er oder sie sollte sich unbedingt davon distanzieren können.
3. Der Raum wird energetisch gereinigt.
4. Der Heiler/die Heilerin muss sich von dem Prozess abgrenzen, der sich vollzieht, wenn zum Beispiel Energien aus dem Körper des Hilfesuchenden abfließen (was meistens der Fall ist).
5. Er/sie kann ein Gebet sprechen, z. B. die Christus-Kraft um Hilfe bitten und einladen.
6. Eine Verbindung mit dem Energiefeld des Klienten wird hergestellt.
7. Die Anwesenden richten ihren Dank an alle Wesen, die geholfen haben.
8. Wenn die Hände eingesetzt wurden, werden sie unter fließendem Wasser gereinigt – Wasser leitet ab.

Ich schließe mein Buch

mit heilsamen Wünschen

für uns

und für alle Wesen

für unsere wunderbare Erde,

die ich über alles liebe,

und schicke gute Wünsche über die Regenbogen-Brücke,

die gerade jetzt, während ich das schreibe,

erscheint,

zu euch himmlischen Wesen.

Über die Autorin

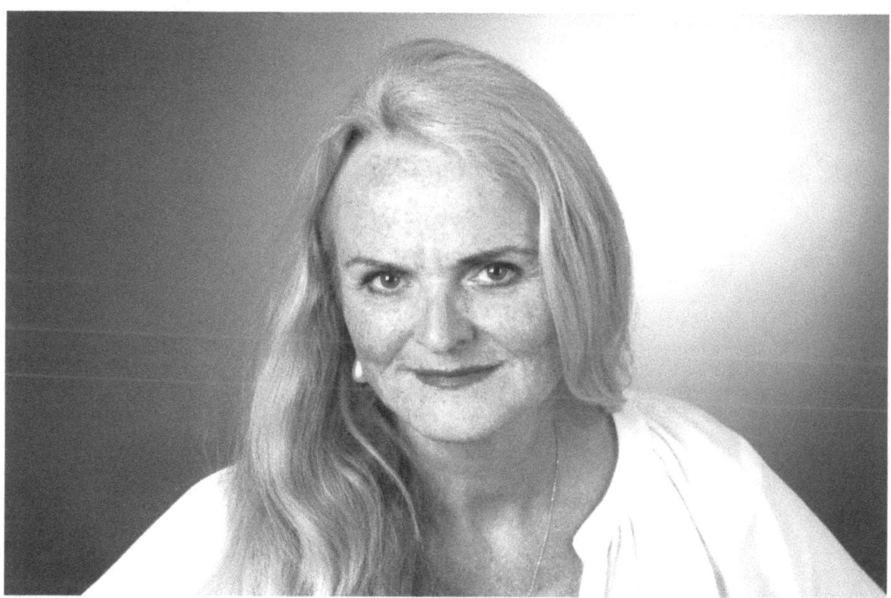

Christa Kleemann, geb. 1955, wuchs in einem kleinen Dorf auf der Schwäbischen Alb auf. Die bäuerliche Umgebung, das Arbeiten mit den Jahreszeiten, der enge Umgang mit der Natur und den Tieren des Bauernhofes ihrer Großeltern prägten sie tief.

Schon als Kind war sie intuitiv und seherisch begabt. Ihre Großtante war in dieser Zeit der wichtigste Mensch für Gespräche über geistige Dimensionen. Diese lebte Spiritualität im Alltag, ohne einer Konfession anzugehören.

Christa Kleemann studierte Kunst, Psychologie, Pädagogik und Anthroposophie, arbeitete mit Jugendlichen und Kindern, als Dozentin und Künstlerin und hat fünf eigene Kinder.

Nach einem schweren Verkehrsunfall 2010 begann Christa Kleemann zu ihren intuitiven Fähigkeiten und Heilkräften zu stehen und begann mit ihrer Heiltätigkeit.

Offizielle Website der Autorin: www.chrisklee.de

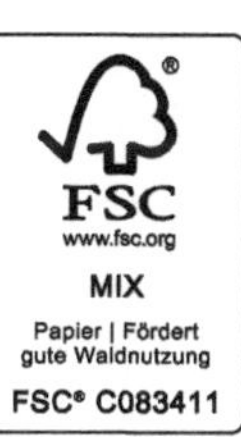

Zeitfracht Medien GmbH
Ferdinand-Jühlke-Straße 7
99095 Erfurt, Deutschland
produktsicherheit@kolibri360.de